第31回　腸内フローラシンポジウム

Proceedings of the 31st Symposium on Intestinal Flora, Tokyo, 2023

腸内フローラと感染症制御

Intestinal Microbiota and Control of Infectious diseases

神 谷　茂 編

Edited by

Shigeru Kamiya

Professor Emeritus, Kyorin University School of Medicine

公益財団法人　ヤクルト・バイオサイエンス研究財団

YAKULT BIO-SCIENCE FOUNDATION, Tokyo

目　次

はじめに
　　　神谷　茂（杏林大学医学部）··· 1

特別講演1．ウイルス性呼吸器感染症における腸内細菌叢とその代謝産物の役割
　　　Ana Paula Duarte de Souza（リオグランデ・ド・スル・カトリック大学　ブラジル）············· 7
　要　約·· 7
　1．はじめに·· 7
　2．SCFAとウイルス性呼吸器感染症··· 8
　文　献·· 9
　質疑応答··10

特別講演2．エマージングウイルス感染症の制圧を目指して
　　　河岡　義裕（国立国際医療研究センター，東京大学，ウイスコンシン大学）·················13
　要　約··13
　質疑応答··13

講演1．腸内細菌と食が作り出す腸内環境の理解と健康科学への展開
　　　國澤　純（医薬基盤・健康・栄養研究所）··17
　要　約··17
　1．菌体成分による免疫制御··17
　2．免疫制御を担う脂質代謝物の同定と腸内細菌との関わり······································18
　3．医薬基盤・健康・栄養研究所の腸内環境研究から見出した
　　　体重増加をコントロールするブラウティア菌の発見とメカニズム解明······················19
　文　献··20
　質疑応答··22

講演2．腸内細菌叢と腸管感染症
　　　金　倫基（慶応義塾大学薬学部　創薬研究センター）··25
　要　約··25
　1．はじめに···25
　2．腸内細菌叢の成熟に伴い増加するClostridiales目細菌群が強いCRを付与する···············26
　3．摂取するタンパク質源の違いが腸内細菌を介してC. difficileの感染病態を変化させる·······27

4．D-トリプトファンが腸管病原細菌のトリプトファン代謝経路を変化させ，増殖を抑制する ……… 28
   5．おわりに…………………………………………………………………………………………………30
   文　献………………………………………………………………………………………………………30
   質疑応答……………………………………………………………………………………………………31

講演3．重症病態の腸内細菌叢とシンバイオティクス治療
　　　清水　健太郎（大阪大学医学部附属病院　高度救命救急センター）……………………………………33
   要　約………………………………………………………………………………………………………33
   1．重症病態での腸管の役割………………………………………………………………………………33
   2．侵襲による重症病態での腸内細菌叢の変化…………………………………………………………34
   3．敗血症に対するプロバイオティクス/シンバイオティクス治療の感染性合併症への効果 …………35
   4．難治性下痢症の診断と腸内細菌叢再構築としての糞便微生物移植治療の効果……………………37
   5．まとめ……………………………………………………………………………………………………38
   文　献………………………………………………………………………………………………………39
   質疑応答……………………………………………………………………………………………………40

講演4．ロタウイルスの制御―腸内細菌叢と経口ワクチンの有効性
　　　Vanessa C Harris（アムステルダム大学メディカルセンター　オランダ）……………………………43
   要　約………………………………………………………………………………………………………43
   1．背　景……………………………………………………………………………………………………43
   2．腸内細菌叢とRVワクチンの有効性の関連性 …………………………………………………………44
   3．RVワクチンの有効性を向上するための腸内細菌叢の調節 …………………………………………45
   4．おわりに…………………………………………………………………………………………………45
   5．謝辞………………………………………………………………………………………………………46
   文　献………………………………………………………………………………………………………46
   質疑応答……………………………………………………………………………………………………47

講演5．HIV感染者における腸内細菌叢の変化
　　　四柳　　宏（東京大学医科学研究所先端医療研究センター　感染症分野）………………………………49
   要　約………………………………………………………………………………………………………49
   本　文………………………………………………………………………………………………………49
   結びに………………………………………………………………………………………………………54
   文　献………………………………………………………………………………………………………54
   質疑応答……………………………………………………………………………………………………55

総　合　討　論……………………………………………………………………………………………………57

SUMMARY : Intestinal Microbiota and Control of Infectious diseases ··············65

  Keynote Lecture 1. Role of microbiota and its metabolites during viral respiratory infections

        Ana Paula Duarte de Souza

          (Pontifical Catholic University of Rio Grande do Sul - PUCRS, Brazil)

  Keynote Lecture 2. Addressing the threat of emerging viral infections

        Yoshihiro Kawaoka

          (National Center for Global Health and Medicine, University of Tokyo, University of Wisconsin)

  Lecture 1. Establishment of gut environment by commensal bacteria and diet for the control of health and disease

        Jun Kunisawa

          (National Institutes of Biomedical Innovation, Health and Nutrition, Osaka)

  Lecture 2. Gut microbiota and enteric infection

        Yun-Gi Kim

          (Research Center for Drug Discovery, Faculty of Pharmacy, Keio University, Tokyo)

  Lecture 3. Gut microbiota and synbiotic therapy in critically ill patients

        Kentaro Shimizu

          (Osaka University Hospital, Trauma and Acute Critical Care Center, Osaka)

  Lecture 4. The interaction of the intestinal microbiota and rotavirus vaccine performance, from correlation to causation

        Vanessa C Harris

          (Amsterdam University Medical Center, Netherlands)

  Lecture 5. Microbiota changes in HIV-infected individuals

        Hiroshi Yotsuyanagi

          (Institute of Medical Sciences, University of Tokyo Advanced Clinical Research Center, Department of Infectious Diseases, Tokyo)

はじめに

神谷　茂

杏林大学名誉教授

　今回のシンポジウムのテーマとして「腸内フローラと感染症制御」が取り上げられた．英語訳として"Intestinal Microbiota and Control of Infectious Diseases"とした．米国ロックフェラー医学研究所長を務めたDr. Theobald Smith（1859-1934）は"感染とは宿主と微生物という異なる2つの生命体の間に成立する生態学的反応である"と定義した．感染症を的確に理解するためには,感染源となる微生物と宿主の双方における観点を持つことが肝要である．

　Fig. 1に2013年と2050年における世界の死因の比較が示されている[1]．2014年に英国で開催されたオニール委員会において，2013年の薬剤耐性（antimicrobial resistance：AMR）細菌が原因となった感染症による死亡者数は70万人であったが，AMR細菌の増加により2050年のAMR細菌感染症による死亡者数は1,000万人

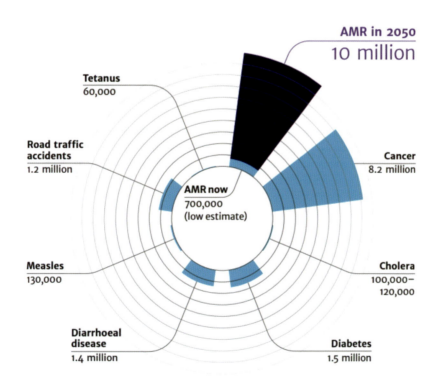

Fig. 1　世界の死因の比較．
　　　2013年の死因（青色）のトップはがんであり，820万人であった．同年の薬剤耐性菌(AMR)感染症による死亡者は70万人であったが，2050年（紫色）には1,000万人に増加することが懸念されている．（文献1より引用）

に著しく増加することが推計された．1,000万人の死亡者数は現在の癌死亡者数の820万人を上回っている．本委員会では国家の健康と富についてのAMRによる危機と闘うことが提唱された．AMR対策は世界の喫緊の課題であり，2015年に世界保健機関（WHO）によりAMRを増加させないためのGloval Action Planが提唱された．具体的な5つの戦略的目的として①耐性菌をよく知ること②耐性菌のサーベイランス（調査）と研究を推進させる③耐性菌感染症を減少させる④抗菌薬の使用方法を適正化する⑤耐性菌を治療できる新薬，予防のためのワクチン等を開発するが決定された．我が国でも2016年に薬剤耐性（AMR）対策アクションプランが策定され，①普及啓発・教育②動向調査監視③感染予防・管理④抗微生物剤の適正使用⑤研究開発・創薬⑥国際協力の6分野に関する目標およびその戦略および具体的な取り組みが盛り込まれている．

　腸内フローラと感染症との関連性については多数の研究成果が報告されている[2]．主たる当該感染症として，下痢原性細菌感染症（細菌性赤痢，サルモネラ腸炎，病原性大腸菌感染症，カンピロバクター感染症など），*Clostridioides difficile* 感染症，*Helicobacter pylori* 感染症，ロタウイルス感染症，ノロウイルス感染症，旅行者下痢症，インフルエンザ，新型コロナウイルス（Severe Acute Respiratory Syndrome-Corona virus-2：SARS-CoV-2）による感染症（Coronavirus infectious disease 2019：COVID-19）などがある．Correaら[3]は腸・肺・微生物連関（gut-lung-microbe axis）の1例として，腸内細菌が産生する酪酸butyric acidの役割を報告した．酪酸は免疫系の調節を促し，サイトカイン産生および気道の炎症を抑制することより，感染やアレルギー反応に基づく気道損傷を防止する作用が想定されている（Fig. 2）．

　SARS-CoV-2はSARS（重症急性呼吸器症候群）の原因ウイルス（SARS-CoV-1）と類似した性状を有する

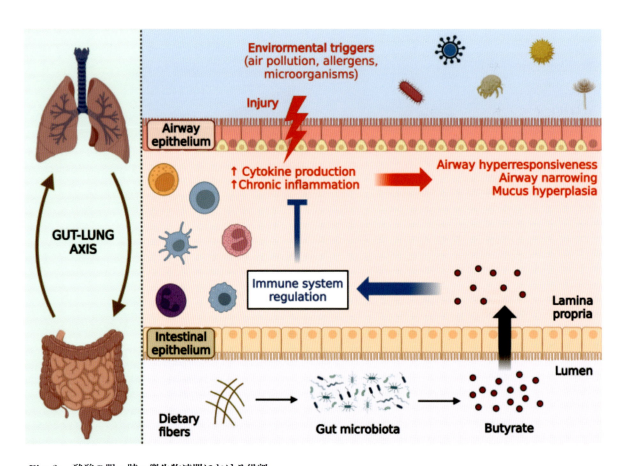

Fig. 2　酪酸の腸・肺・微生物連関における役割．
　　腸内細菌が産生する酪酸は免疫系調節作用を有し，呼吸器上皮における炎症性サイトカインの産生を抑制し，慢性炎症を軽減させる（文献3より引用）．

エンベロープ保有のプラス鎖RNAウイルスである（Fig. 3）．2019年12月，中国武漢にて初めてSARS-CoV-2によるCOVID-19が報告され，全世界に伝播した．2023年6月21日時点で本ウイルスは世界中で7億6,800万人に感染し，690万人の死者が出た（死亡率0.90％）．我が国でも2023年5月8日までに33,803,572人に感染し，74,694人が死亡した（死亡率0.22％）．我が国では当初感染症法上2類相当の対応を行ってきたが，2023年5月より5類感染症（定点把握）に変更され，全国の約5,000医療機関からの定点報告に変更された．Zuoら[4]はCOVID-19患者と健常者の腸内フローラをメタゲノム解析により比較した結果，COVID-19患者では*Clostridium hathewayi*，*Actinomyces viscosus*，*Bacteroides nordii*などの日和見病原細菌が増加し，*Eubacterium ventriosum*，*Faecalibacterium prausnitzii*，*Roseburia*，Lachnospiraceae

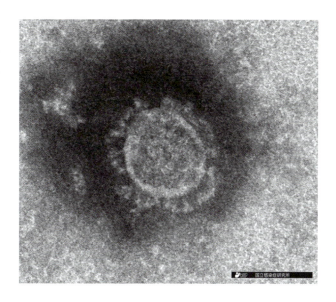

Fig. 3 新型コロナウイルス（SARS-CoV-2）の形態（電子顕微鏡写真，bar=100nm，感染研ホームページより引用）．

などの有益菌が減少していることを報告した（Fig. 4）．Tangら[5]はCOVID-19患者の重篤度と腸内フローラとの関連性を調べた結果，①感染者の腸内フローラのディスバイオーシスが認められたこと②酪酸産生菌の菌数と重篤度が逆比例したこと③*Enterococcuas*/Enterobacteriaceae比が大きい患者は重篤であったことなどが明らかにされた．COVID-19患者へのプロバイオティクスの効果については，呼吸器症状の改善に有効であったとする報告や入院日数の減少とは関連しなかったなどの報告がある[6,7]．Zhuら[8]はRandomized Controlled Trials 8 研究を対象としたメタ解析の結果，COVID-19患者へのプロバイオティクス投与は呼吸器症状軽快に有効であったが，死亡率軽減には無効であることが示された．

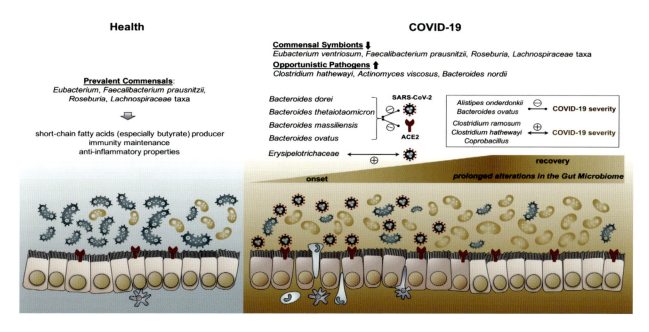

Fig. 4 新型コロナウイルス感染症（COVID-19）患者の腸内フローラの特徴（文献4より引用）

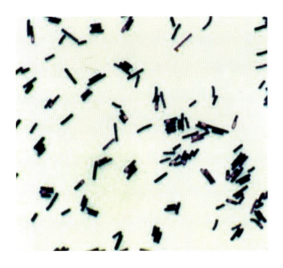

Fig. 5 *Clostridioides difficile*のグラム染色像.
亜断端性に芽胞（spore）が形成される（東京都長寿健康医療センター・稲松孝思博士提供）.

　*C. difficile*はグラム陽性芽胞形成性偏性嫌気性細菌であり，抗菌薬関連下痢症（antibiotic-associated diarrhea：AAD）や偽膜性大腸炎（pseudomembranous colitis：PMC）の原因となる（Fig. 5)[9,10]. *C. difficile*感染症（*C. difficile* infection：CDI）患者ではBacteroidetes，Lachnospriaceae，Ruminococcaceaeの減少，および*Veillonella*，*Enterococcus*，*Lactobacillus*の増加が報告された[11,12]. Kachrimanidon & Tsintarakis[13]はCDIの主要なリスク因子として，抗菌薬投与，プロトンポンプ阻害薬投与，加齢，炎症性腸疾患を挙げている．これらにより腸内フローラのディスバイオーシスが生じることがCDIの発症基盤となることが想定されている．CDIの治療として①原因抗菌薬の中止②奏功する抗菌薬の投与（バンコマイシン，メトロニダゾール，フィダキソマイシン）④免疫グロブリン静脈内注射（重症患者の場合）⑤糞便移植治療（fecal microbiota transplantation：FMT）⑥プロバイオティクス投与などが挙げられる．Feuerstadtら[14]はヒト糞便由来の芽胞産生性腸内細菌（Firmicutes門）の混合カプセル製剤（SER-109）の経口投与がCDIの再発を有意に抑制した（再発率：SER-109群12％，対照群40％）ことを報告した（Fig. 6）．この製剤は2023年，米国FDAより承認を受け，実用されている（薬品名Vowst™）.

　ヒト免疫不全ウイルス（human immunodeficiency virus：HIV）は慢性持続感染の後，後天性免疫不全症候群（acquired immunodeficiency syndrome：AIDS）を引き起こす．UNAIDS（国連合同エイズ計画）のエイズファクトシート2023によると，2022年の世界の生存HIV感染者は3,900万人，HIV新規感染者は130

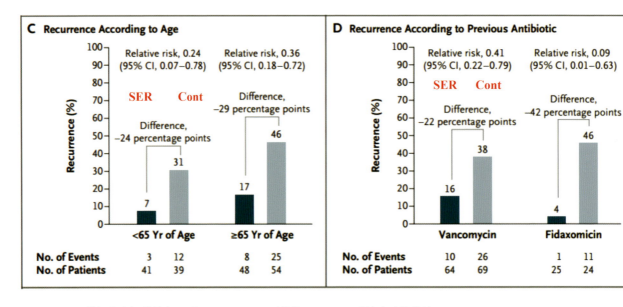

Fig. 6 ヒト糞便由来細菌混合カプセルSER-109の再発性 *C. difficile* 感染症予防効果.
　　左図：年齢別（65歳未満，65歳以上）における効果,
　　右図：使用抗菌薬別（バンコマイシン，フィダキソマイシン）における効果．いずれにおいてもSER-109は再発防止効果があった（文献14より引用）.

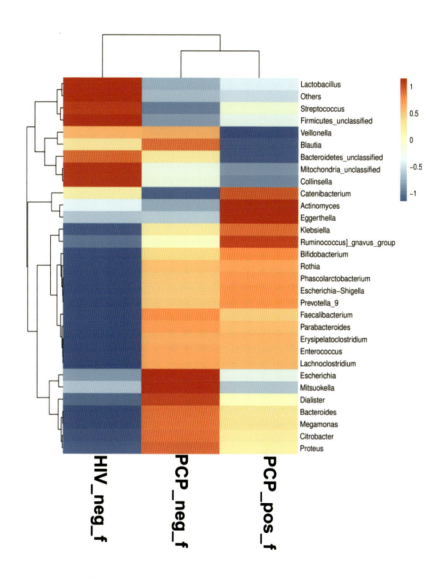

Fig. 7 HIV感染者(ニューモシスチス肺炎あり,なし)と非感染者における腸内フローラ.
左よりHIV陰性者,HIV陽性・ニューモシスチス肺炎(PCP)なしの患者,HIV陽性・ニューモシスチス肺炎(PCP)ありの患者の腸内フローラ(属レベル)(文献15より引用).

万人,AIDSによる死亡者は63万人であった.抗HIV薬治療患者は2,980万人であり,治療薬の発達のため近年,死亡率は低下している(2006年には死亡者数が220万人と最大であった).わが国における2022年の新規HIV感染者数は632名,新規AIDS患者数は252名であった.2022年末の累積報告数はHIV感染者23,863名AIDS患者10,558名である.Zhuら[15]はHIV感染者とHIV非感染者との腸内フローラ解析を行い,HIV感染者では非感染者に比べ*Escherichia, Mitsuokella, Dialister, Bacteroides*の相対量が増加し,*Catenibacterium, Streptococcus, Lactobacillus*の相対量が減少していることを報告した(Fig. 7).加えて,ニューモシスチス肺炎(pneumocystis pneumonia:PCP)の併発により*Actinomyces, Eggerthella, Ruminococcus, Catenibacterium*の増加,*Veillonella, Blautia, Bacteroides*の減少がみられることも報告した.また*Parabacteroides, Catenibacterium, Collinsella*の相対量とCD8陽性T細胞数,*Dialister, Prevotella, Parabacteriodes*の相対量とCD4陽性T細胞数との間に正の相関が認められた.これらの知見より,HIV感染が腸内フローラの構成と遺伝子発現に変化を

及ぼす可能性が提起された．

　感染症の診断には病原体特異的な抗原や遺伝子を対象とした検査法が確立され，その治療には病原体に奏功する抗菌薬，抗ウイルス薬が使用されている．しかし，全ての感染症の診断および治療が問題なく行われているとは言えない．今後，腸内フローラと感染症に関する詳細な研究成果を蓄積させていくことにより，腸内フローラの調節および恒常性の維持が感染症の予防・治療に寄与する可能性が期待されている．

文　　献

1) Antimicrobial Resistance：Tackling a crisis for the health and wealth of nation. The Review on Antimicrobial Resistance Chaired by Jim O'Neill December 2014
2) 神谷　茂：ヒト常在細菌叢と全身性疾患を俯瞰する．臨床化学，52：143-154，2023
3) Correa RO et al.：Butyrate：Connecting the gut-lung axis to the management of pulmonary disorders. Front Nutr 9：1011732，2022
4) Zuo T et al.：Alterations in fecal fungal microbiome of patients with COVID-19 during time of hospitalization until discharge. Gastroenterology 159：1302-1310，2020
5) Tang L et al.：Clinical significance of the correlation between changes in the major intestinal bacteria species and COVID-19 severity. Engineering，6：1178-1184，2020
6) d'Ettorre G et al.：Challenges in the management of SARS-CoV2 infection：The role of oral bacteriotherapy as complementary therapeutic strategy to avoid the progression of COVID-19. Front Med 7：389，2020
7) Li Q et al.：The role of probiotics in coronavirus disease-19 infection in Wuhan：A retrospective study of 311 severe patients. Int Immunopharm 95：107531，2021
8) Zhu J et al.：Safety and efficacy of probiotic supplements as adjunctive therapies in patients with COVID-19：A systematic review and meta-analysis. PLoS ONE 18：e0278356，2023
9) 神谷　茂：*Clostridium difficile*：病原性と疫学，感染症内科 2：410-417，2014
10) Kamiya S：Microbial ecology between *Clostridioides difficile* and gut microbiota. Biosc Microb Food Health 42：229-235，2023
11) Antharam VC et al.：Intestinal dysbiosis and depletion of butyrogenic bacteria in *Clostridium difficile* infection and nosocomial diarrhea. J Clin Microbiol 51：2884-2892，2013
12) Goldberg E et al.：The correlation between *Clostridium difficile* infection and human gut concentrations of Bacteroidetes phylum and clostridial species. Eur J Clin Microb Infect Dis 33：377-383，2014
13) Kachrimanidou M, Tsintarakis E：Insights into the role of human gut microbiota in *Clostridioides difficile* infection. microorganisms 8：200，2020
14) Feuerstadt P et al.：SER-109, an oral microbiome therapy for recurrent *Clostridioides difficile* infection. N Engl J Med 386：220-229，2022
15) Zhu M et al.：Alterations in the gut microbiota of AIDS patients with pneumocystis pneumonia and correlations with the lung microbiota. Front Cell Infect Micro 12：1033427，2022

特別講演1．ウイルス性呼吸器感染症における腸内細菌叢と その代謝産物の役割

Ana Paula Duarte de Souza

School of Health and Life Science
Laboratory of Clinical and Experimental Immunology,
A Pontifícia Universidade Católica do Rio Grande do Sul（PUCRS），Brazil

要　　約

　我々は，高繊維食がマウスのRSウイルス（Respiratory syncytial virus；RSV）感染を防御することができ，その防御機構には腸内細菌叢の調節と短鎖脂肪酸（short chain fatty acids；SCFA）の生成が関連していることを報告した[1]．SCFAである酢酸の感染防御効果は，肺での1型インターフェロン（IFN）産生が関与した．さらに，RSV感染した子供の腸内細菌叢と重症度の関連性を解析した[2]．酢酸は，RSV感染前の経口投与または感染後の経鼻投与により感染を防御する．酢酸ナトリウムも，経鼻投与により，マウスのRSV再感染を防ぐ効果がある．我々は，RSV感染小児および新型コロナウイルス（SARS-CoV-2）感染患者の鼻咽頭細胞に対する酢酸の効果を検討した．その結果，酢酸のRSV感染に対する防御効果はレチノイン酸誘導性遺伝子I（Retinoic acid-inducible gene I；RIG-I）依存的であったが，SARS-CoV-2感染では異なることを明らかにした．ライノウイルス（Rhinovirus；RV）感染に対するSCFAの効果をさらに評価した結果，酢酸がRV感染時の抗ウイルス反応を高めることを見出した[3]．細菌叢と免疫系の相互作用研究の流れに沿って，気道投与によりRSV感染防御効果を発揮する免疫調節剤として細菌溶解液（ポストバイオティクス）の使用についても検討している[4]．自分の研究が，呼吸器感染症を予防・治療するための細菌叢に基づいた将来の手頃な免疫調節介入法に光をもたらすことができると信じている．

1．はじめに

　呼吸器感染症は世界で最も一般的な感染症である．ウイルス性下気道感染症は罹患率が高く，死亡率も高い．抗ウイルス反応における宿主と病原体の相互作用をよりよく理解することは，将来の治療法の発展に寄与する可能性がある．ヒトの体には，細菌，ウイルス，原虫，真菌を含む多くの微生物が定着しており，消化管は微生物が最も広範に定着する臓器である．これらの微生物は腸内細菌叢と呼ばれ，腸内細菌同士だけでなく宿主とも相互に作用しうる．ヒトの健康における腸内細菌叢の有益性は長い間研究されてきたが，次世代シーケンサーの普及により，腸内細菌叢の研究に新たな側面がもたらされた．気道感染と腸内細菌叢の多面的な関係が研究により実証されつつあるが，腸内細菌叢が産生する代謝産物の間接的な影響も防御効果に関与している可能性がある．これらの代謝産物は難消化性栄養素の代謝に由来する（例えばSCFAなど）．SCFAは主に腸内細菌叢による食物繊維の代謝に由来し，主に酪酸，プロピオン酸，酢酸に代表される．SCFAは腸管および全身に作用する．SCFAの濃度は，近位結腸で70-140mmol/L，遠位結腸で20-70mmol/L

である．健常成人の末梢血中のSCFA濃度は，酢酸が100-150μmol/L，プロピオン酸が4-5μmol/L，酪酸が1-3μmol/Lと推定される．気管支肺胞洗浄液や喀痰のSCFA濃度は30-10,000μMであり，肺のSCFA濃度についてはコンセンサスが得られていない．SCFAは上皮細胞，抗原提示細胞，T細胞に対して調節作用を発揮する．SCFAは，Gpr41，Gpr43，またはGpr109aなどのGタンパク質共役受容体（G-protein coupled receptor；Gpr）の活性化およびヒストン脱アセチル化酵素の阻害などの機序を通じて，免疫細胞の活性と機能を調節する．

2．SCFAとウイルス性呼吸器感染症

我々は，腸内細菌叢由来の代謝産物である酢酸が，肺のウイルス感染時の免疫応答に影響を与える明確な機序を同定した．高繊維食がRSV感染からマウスを保護することを説明する．RSVは，2歳未満の子供における重度ウイルス性細気管支炎症例のほとんどの原因となる季節性の病原体であり，世界中で年間118,000人を死に至らしめていると推定されている．マウスのRSV感染に対する高繊維食の防御効果は，腸内細菌叢と酢酸の産生に依存していた．酢酸の経口投与は，肺におけるIFN刺激遺伝子（IFN-stimulated gene；ISG）の発現を増加させることにより，IFN-βの応答を誘導する．これらの効果は，RSV感染マウスにおけるウイルス量および肺炎の減少と関連していた．1型IFN受容体（interferon-α receptor；IFNAR）を介した1型IFNシグナル伝達は，肺上皮細胞における酢酸の抗ウイルス活性およびRSV感染マウスにおける酢酸の防御効果に不可欠であった．肺上皮細胞におけるGpr43の活性化は，ウイルスによる細胞毒性を低下させ，IFN-βの応答を通じて抗ウイルス効果を促進した．RSV感染に対する酢酸の効果は，Gpr43ノックアウトマウスでは消失した[1]．RSV臨床株でも酢酸処理よりIFN-β産生とISGの発現が増加するかどうかを究明するため，RSV細気管支炎で入院した乳児から分離したRSV臨床株を用いて，異なる手法で酢酸の抗ウイルス効果を確認した．酢酸による前処理は，in vitroにおいてRSV臨床株の感染を防御し，この効果はレチノイン酸誘導性遺伝子Ⅰ（Retinoic acid-inducible gene Ⅰ；RIG-I）の存在に依存する．感染後に酢酸を経鼻投与すると，RSV感染からマウスを保護する．次に，RSV細気管支炎およびCOVID-19の患者から分離した気道上皮細胞に酢酸を処理することによって，ウイルス量およびISG発現に影響するかどうか調べた．SARS-CoV-2感染に対する酢酸の効果が観察されたが，その効果の強さはRSV感染の場合とは異なっていた[2]．さらに追跡調査において，ライノウイルス（rhinovirus；RV）感染時における酢酸の効果を検討したところ，マウスに酢酸を経鼻投与することで，RV感染時のISGとIFN-λの発現が増加し，感染8時間後の肺のウイルス量が減少した[3]．酢酸は，感染4日後と6日後の観察において肺のムチンとinterleukin-6（IL-6）の発現を減少させ，ウイルス誘発性の炎症反応を改善した．酢酸のこのIFN増強作用は，ヒト気管支および肺胞の上皮細胞株で確認された．しかし，分化した初代の気管支上皮細胞（bronchial epithelial cell；BEC）では，酢酸よりも酪酸の方がRV感染時のIFN-βおよびIFN-λ遺伝子の発現を良好に調節した．ただし，いずれのSCFAもこれらの細胞のウイルスRNAを有意には減少させなかった．我々は最近，マウスの気道ではウイルス感染がなくても，酢酸がIFN-βの産生を誘導し，酪酸がRIG-Iの発現を誘導することを見出した．要約すると，これらのデータは，SCFAが抗ウイルス反応において重要な役割を果たすことを意味するが，呼吸器感染に対するこれらの化合物の予防的または治療的効果は，酢酸，プロピオン酸および酪酸の間で異なる可能性があり，呼吸器ウイルスの種類や細胞微小環境に依存すると考えられる．

このような自然免疫応答に対するSCFAの作用の他に，腸内細菌叢由来の代謝産物であるSCFAが獲得免疫応答にも関与することがいくつかの研究で報告されている．酢酸[5]と酪酸[6]は免疫記憶応答を制御することができる．我々は，酢酸がRSV再感染による病理変化を抑制できることを示す予備的データを得ている

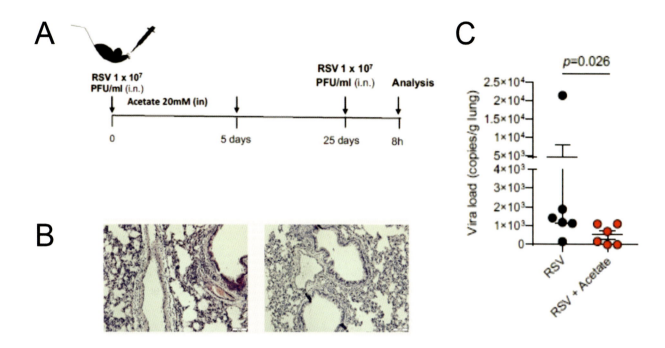

Fig. 1　A- Balb/cマウスにRSVを感染させ，酢酸を5日間経鼻投与した．25日後にRSVに再感染させ，8時間後に肺組織を採取した．B-肺組織切片のヘマトキシリン－エオジン染色の代表的な画像．C- 肺のウイルス量（肺組織1gあたりのコピー数）．

(Fig. 1)．しかし，この抑制効果の機序は分かっていない．これに関連して，我々は免疫記憶応答におけるトリブチリン（安全性の高い酪酸のプロドラッグ）の役割を研究している．C57BL/6マウスにトリブチリン2.0g/kgを7日間経口投与し，オボアルブミン（Ovalbumin；OVA）/完全フロイントアジュバント（complete Freund's adjuvant；CFA）で免疫した．21日後に再度追加免疫を行い，その7日後に免疫応答を解析した．その結果，トリブチリン投与群ではコントロール群と比べて，マウスの脾臓でCD8陽性セントラルメモリー細胞の割合が増加していることを見出した（未発表データ）．

さらに，腸内細菌叢由来の酢酸の経鼻投与がRSVに対する防御効果を発揮したというデータに基づき，細菌抽出物OM-85のいくつかの構成成分にも同様にRSVに対する防御効果などを再現する可能性があるとの仮説を立てた．OM-85（Broncho-Vaxom™）は，過去40年間，小児および成人に使用され，安全性が担保された細菌溶解液である．元は，ヒトから単離された21種類の呼吸器系細菌から製造され，その組成は*Haemophlus influenzae*, *Streptococcus pneumoniae*, *Klebsiella pneumoniae*, *Klebsiella ozaenae*, *Staphylococcus aureus*, *Streptococcus pyogenes*, *Streptococcus viridans*, *Moraxella catarrhalis*の混合物からなる．OM-85は，宿主に健康上の利益をもたらす死菌および/あるいはその成分を調製したものであることからポストバイオティクスとみなすことができる．我々は，OM-85をマウスに経鼻投与することにより，RSV感染を予防できることを見出した[4]．

結論として，我々のデータは，ウイルス性呼吸器感染症における腸内細菌叢の重要性と，呼吸器感染症を予防・治療する部位として気道の重要性を明確にした．

文　献

1) Krist Helen Antunes, José Luís Fachi, Rosemeire de Paula, Ana Paula Duarte de Souza, et al. Microbiota-derived acetate protects against respiratory syncytial virus infection through a GPR43-type 1 interferon response. *Nat Commun*. 2019；10：3273.
2) Antunes KH, Stein RT, Franceschina C, Ana Paula D de Souza et al. Short-chain fatty acid acetate triggers antiviral response mediated by RIG-I in cells from infants with respiratory syncytial virus bronchiolitis. *EBioMedicine*. 2022；77：103891.
3) Antunes KH, Singanayagam A, Williams L, Ana Paula D de Souza, et. al. Airway-delivered short-chain fatty acid acetate boosts antiviral immunity during rhinovirus infection. *J Allergy Clin Immunol*. 2023；151：447-457.e5.
4) Antunes KH, Cassão G, Santos LD, De Souza APD, et al. Airway administration of bacterial lysate OM-85 protects mice against respiratory syncytial virus infection. *Front Immunol*. 2022；13：867022.
5) Maria L Balmer, Eric H Ma, Andrew J Thompson, et al. Memory CD8＋T Cells balance Pro- and Anti-inflammatory activity by reprogramming cellular acetate handling at sites of infection. *Cell Metab*. 2020；32：457-467.e5.
6) Annabell Bachem, Christina Makhlouf, Katrina J Binger, et al. Microbiota-derived short-chain fatty acids promote the memory potential of antigen-activated CD8＋T cells. *Immunity*. 2019；51：285-297.e5.

質疑応答［座長：神谷　茂（杏林大学医学部）］

座長：　de Souza先生，興味深いご講演をありがとうございました．ご講演内容は，まず小児に非常に重篤な感染症を引き起こすRespiratory syncytial virus（RSV）感染の基礎的なご紹介をいただいた上で，こういった感染症のモデルとして，高繊維食を与えるとRSVのtiter（力価）が下がり，腸内フローラではLachnospiraceae科細菌が増えるとの所見が得られたとのことであります．

　あとは，マウスで腸内細菌が産生する短鎖脂肪酸（酢酸，プロピオン酸，酪酸）の効果を調べたところ，それぞれ効果はあったのですが，酢酸が一番RSVのtiter（力価）を抑えるというデータが得られたとのことです．そのメカニズムとして，T細胞を誘導するとか，interferon（IFN）-βを誘導することなども明らかにされました．そして，臨床由来の株を使った実験でも似たような結果が得られたとのことです．さらに，ヒトの風邪のウイルス，ライノウイルスに対しても酢酸の効果が同様に確認され，さらには，新型コロナウイルスに対しても似たような効果があるのではないかとのことで，今現在，精査をしているところだそうです．

　最後に，*Streptococcus*や*Staphylococcus*，*Klebsiella*などのいろいろな種類の細菌，いわゆる生きた細菌ではなくて，extract（抽出物）を使ったポストバイオティクスのOM-85という商品が，このRSVに対して有効であるかということを調べたところ，これも期待したとおりの結果が得られたとのことです．臨床に即したご研究を非常に精力的にされていたという印象を得た次第です．

　フロアからご質問はございますか．どうぞ．

A氏：　経口と経鼻投与との効果を先ほどおっしゃっていたのですけれども，どちらが効果的だったのでしょうか．両方測ったのでしょうか．

de Souza：　経口投与と経鼻投与の両方とも防御効果はあります．経口の場合には，肺からウイルスを完全に除去することもありますが，経鼻の場合には，ウイルス量を減らすだけで完全に除去することはできません．経口投与は3週間ですが，経鼻投与は5日間と短く，酢酸の作用を経口投与のほうがより長期にわたって活性化するのではないかと推測されます．経口投与も鼻腔投与もいずれにしてもウイルス量は減らすのですが，経口投与のほうが経鼻投与よりもより多くのウイルス量を減少させることがあります．

A氏：　ありがとうございました．

座長：　ご質問はございますか．どうぞ．

大野（理研）：　素晴らしいご講演をありがとうございました．ちょっと聞き漏らしてしまったのですが，Gpr43を発現しているのはどの細胞でしょうか．

de Souza：　肺細胞から発現しています．時間がなかったのでお見せすることはできませんでしたが，マウスの肺から採取した細胞には，免疫細胞や肺上皮細胞でGpr43が存在しており，これらは肺細胞における1型IFNの産生にとって非常に重要です．Gpr43は，少なくとも私たちの動物モデルにおいて，肺細胞で1型IFNを抑制しました．Gpr43は，肺上皮細胞においてはさらに重要となります．

大野（理研）：　OM-85も酢酸が介在している効果なのでしょうか．

de Souza：　はい．そのように考えています．特に喘息，これは呼吸器感染症ではないのですが，最近，OM-85が短鎖脂肪酸の産生を高めることが報告されています．我々のモデルにおいてもOM-85は短鎖脂肪酸を上昇させたので，抗ウイルス作用があり，マウスで感染からの防御効果があったと考えています．

大野（理研）：　通常，腸内細菌叢で細菌は酢酸を産生しますよね．この場合は，OM-85のような死んだ細菌はどのように酢酸を産生するのでしょうか．

de Souza：　腸内細菌叢が酢酸を産生しています．おそらく，OM-85は，代謝物，宿主細胞の酢酸の産生能を促すのではないかと考えています．明らかにするためにはさらなる研究が必要です．

黄（台湾医学大）：　素晴らしいご講演をありがとうございました．台湾から来ました黄です．多くの質問があります．短鎖脂肪酸の防御効果に関しては高繊維食を使ったということなのですけれども，なぜなのでしょうか．また，ヒトによってその用量はどれぐらいがいいのでしょうか．また，エピジェネティックな効果というものがそのほかでも分離株で見られましたか．

de Souza：　高繊維食はシトラスのペクチンを使います．それから，短鎖脂肪酸の濃度ですが，糞便中にはヒトでも同様の濃度が検出され，酢酸では200 μmolでした．エピジェネティックの質問がありましたが，これまでに幾つかの研究プロトコルを実施しましたが，その点については調べていませんでした．エピジェネティックの関連性にも興味はあったのですが，これまでに経験がないので実施していません．ただ，今後はエピジェネティックについても観察したいと考えています．

座長：　Harris先生，どうぞ．

Harris：　ありがとうございます．本当に明確なプレゼンテーションでした．素晴らしいご研究をされておられて，特に酢酸の研究に感銘を受けました．特に自然免疫のところなのですけれども，その反応はあったのでしょうか．

de Souza：　この最後の実験のところですけれども，再感染を観察しています．そこでは違いが観察されませんでした．しかし，それ以前に行った実験では抗体を観察しています．短い期間で5日間ぐらいの観察だったのですけれども，それ以前に行った実験では25日間観察しました．抗ウイルス薬を使っています．B細胞にもこの短鎖脂肪酸は影響することが分かっています．通常は1つだけの問題ではないので，全部が関連していると思われます．今回は，観察期間のもっと前，もっと後は見ていないので，はっきりは分かりません．

座長：　ご質問をどうぞ．

B氏：　素晴らしいレクチャーをありがとうございました．大変有用でした．短鎖脂肪酸についていろいろ学びましたが，小児の肺の組織をどのように採取して研究されましたか．1歳未満であると倫理的にも難しいのではないでしょうか．

de Souza：　外科室に来た幼児から採取しています．例えば，肺に欠陥があって，手術を受けなければいけない幼児で，同意書を親から得て，少しだけ肺を採取することを許可されました．感染の手術ではなく，他の理由で手術を受ける幼児ですから，ブラジルの外科医と連携をしています．そのようにして，この幼児の肺の組織を得ました．もちろん，親の承諾も得て，同意書も得て，倫理的にも問題ない形で行いました．

座長：　以上をもちまして特別講演1を終わりたいと思います．もう一度，de Souza先生の素晴らしいご講演に拍手をお願いいたします．

特別講演２．エマージングウイルス感染症の制圧を目指して

河岡　義裕

国立国際医療研究センター
東京大学
ウイスコンシン大学

要　約

　インフルエンザウイルスは，毎年，冬に流行し乳幼児や高齢者において死亡の原因となるとともに，数十年に一度新たなウイルスが出現し世界的な大流行（パンデミック）を起こします．2013年の暮れに，西アフリカにおいてエボラウイルスの流行が始まりました．これまでに３万人近くの感染が報告されています．また2019年の暮れには，中国武漢で新型コロナウイルスが出現し，これまで人類は未曾有の危機に晒されています．本講演では，現在私達の研究グループで行っているインフルエンザ，エボラウイルス，そして新型コロナウイルスの研究について御紹介させていただきます．

質疑応答［座長：伊藤　喜久治（元東京大学）］
座長：　河岡先生，ありがとうございました．河岡先生は大変お忙しくて，最後の総合討論までここにいられないということなので，何か質問なりご意見がありましたら，お願いいたします．
大野（理研）：　先生，どうもありがとうございます．まず，弱毒ワクチン株は，IgAも出るのですか．
河岡：　はい，IgAも誘導します．
大野：　最後の肺のイメージングで，まず肺炎が起きて，いろいろなことが起きて，血流もなくなって，ガス交換できないというのは，治ればそこの部分は再開通するのですか．
河岡：　すると思います．
大野：　もともとの肥満マウスで好中球が増えているのか，若干ナイーブでも差があったような気がするのですが，あるいはlow grade inflammtionなので好中球の性質が変わっていて，ヒトのものは重症化の人でしたが，肥満の人でもああいう接着因子が好中球で，もともと増えているということはあるのですか．
河岡：　それはよく調べてないのですが，その可能性は十分あると思います．調べてみたいと思います．ありがとうございます．
大野：　どうもありがとうございました．
野坂（三重大学）：　すばらしいご発表をありがとうございます．三重大学の野坂です．先生が開発された弱毒生ワクチン，もし投与経路による差など見ておられましたら教えていただきたいのですが．
河岡：　筋注しても効果はありませんでした．経鼻で投与しないと効果はないです．
野坂：　そうなのですか．ありがとうございます．
Harris（アムステルダム大学）：　お話も画像もすばらしいものでした．ありがとうございました．２つ質問があります．１つはこの弱毒生ワクチンをテストしたとき，mRNAのほうは比較していますか．同等だったでしょうか．

河岡： 比較はまだやっていません．これからやるところです．

Harris： 2つ目，画像なのですが，確かにこのパンデミックにおいて，私たちはコロナの患者さんを診たのですが，かなり低酸素症になっていくということでした．コルチコステロイドの好中球接着，あるいは有効性の発現に関連してその辺は見ていますか．

河岡： 見ていないです．これから実験でやっていくべきだと思います．ありがとうございました．

大草（順天堂大学）： 順天堂大学の大草ですが，すばらしいご講演，ありがとうございました．1つお伺いしたいのは，ウイルス性肺炎と，要するにCOVIDで肺炎のあるときに，やはり好中球浸潤が多いということで，そうすると混合感染ではないですが，細菌感染が加わってくるのではないかと思います．よく呼吸器の先生が言っていたのですが，COVIDのウイルスだけではないと．それで，あのモデルなどは要するにウイルス感染して，leaky lungになって，それで細菌が入って肺炎がひどくなる．そういう観点でバクテリア関与など，そういうことはどうなのでしょうか．

河岡： それはあると思います．ただ，我々が見ているのは感染6日目ぐらいまでなので，バクテリアの感染はまだ起きていないのです．病理を見てもバクテリアの集簇等は見えないので，我々が見ている系ではちょっと早過ぎると思いますが，もう少し炎症が続くような条件を作ってやると，恐らく，二次感染が起きたモデルができると思います．

大草： それから，もう1つ，ハムスターがモデルとして非常にいいというのは，やはり受容体があるということなのですか．

河岡： そうですね．受容体がヒトのACE2と似ているからだと思うのですが，ハムスターに感染しない変異株はないので，多分レセプターとしてはハムスターのACE2は，ヒトのACE2と非常に似ているということだと思います．

大草： 分かりました．どうもありがとうございました．

清水（大阪大学）： 大阪大学の救急医学の清水と申します．私は臨床の立場からなのですが，通常の敗血症，肺炎でもかなり凝固障害があって，手足の切断になる方がいらっしゃるのですが，2つお聞きしたいのですけれども，なぜこのCOVID-19は肺に選択的なのかということが1つと，もう1つは敗血症では抗凝固薬としてAt3やトロンビン製剤を使うのですが，例えば肺に選択的であれば吸入など，直接的な抗凝固薬が適用になるのではないかなと先生のお話を伺ってすごく感じたのですが，その辺はいかがでしょうか．お願いします．

河岡： 2番目の点ですが，それは十分あると思います．最初の点ですが，これはウイルス学の基本的なところで，いわゆるティシュ・トロピズムというのですが，なぜこのウイルスは呼吸器で増えたりするのか，肝臓で増えたりするのか．多くの場合はレセプターで説明してしまうのですが，必ずしもそうではなくて，例えばインフルエンザウイルスのレセプターは体中にあるのですが，肺や呼吸器でしか増えません．新型コロナウイルスも基本的には呼吸器でよく増えるということで，レセプターだけではない．ウイルスが細胞の中に入って使う宿主のタンパク質に臓器特異的なものがあるのだと思うのです．ですが，ティシュ・トロピズムを決めている分子メカニズムというのは，あまり十分には研究されていないのです．

清水： ありがとうございます．

座長： それでは，最後の質問ということでお願いいたします．

吉谷（循環器病研究センター）： 私は国立循環器病研究センターの麻酔科の吉谷と申します．大変すばらしいご講演ありがとうございました．前の先生ともちょっとオーバーラップするのですが，COVIDにかかったときに，好中球が集まってきてアグリゲーションが起こるという，それのトリガーになるような物質は何か分かっているのかということと，私は腎臓にも関心を持っているのですが，腎臓の毛細血管などでも同じような現象は起こり得るのかどうかということをお聞きしたいのですが．

河岡： 腎臓は見ていないのですが，次は腎臓を見てみたいと思います．最初の質問は何でしたか．

吉谷： 好中球が．

河岡： 原因ですね．好中球が集まってくる原因というのは，感染細胞が何かいろいろ出すので，そのサイトカインなどで集まってきているのではないかと思います．

吉谷： では，炎症が起こっている場所では，ある程度起こり得ると考えたらいいですか．

河岡： はい，そのとおりです．

吉谷： どうもありがとうございます．
座長： たくさんのご質問，ありがとうございました．河岡先生，非常に分かりやすい内容で，最後のほうはビジュアルで非常に興味をそそられてしまって，私はメモを取るのを忘れるぐらいでしたが，非常にためになるお話をありがとうございました．
河岡： どうもありがとうございました．

講演1．腸内細菌と食が作り出す腸内環境の理解と健康科学への展開

國澤　純

医薬基盤・健康・栄養研究所
ヘルス・メディカル微生物研究センター

要　約

　私たちの腸管内には多種多様で多数の細菌が生息しており，様々な健康状態や身体機能，疾患の発症に関わっていることが明らかになっている．これまでは細菌そのものを対象とした研究が中心であったが，近年の分析技術の発展に伴い，菌体成分や食品成分を材料に腸内細菌が作り出す代謝物も注目されている．本稿では，腸内細菌と食が作り出す腸内環境について，実効分子を化合物レベルで捉えつつ，健康科学へと展開しつつある私たちの研究を紹介する．具体的には，①パイエル板と共生する*Alcaligenes*に着目した研究から，主要菌体成分であるリポポリサッカライド（LPS）の活性中心であるリピドAの特殊な構造に基づく免疫制御機能とワクチンアジュバントへの応用について，②腸内細菌が食事成分を材料に作りだすポストバイオティクスとして，オメガ3脂肪酸であるαリノレン酸から作り出すαKetoAの抗炎症作用，③日本各地にお住いの日本人を対象とした研究から見出したブラウティア菌の体重コントロールや糖尿病予防効果の可能性とその作用メカニズム，について紹介する．

1．菌体成分による免疫制御

　体の免疫細胞の半分以上は腸に存在するといわれ，腸だけでなく全身の免疫バランスに影響を及ぼしている．免疫細胞の発達には，腸内細菌が必須であることが以前より知られていたが，私たちのグループでは，腸管免疫の発達を促進する腸内細菌として，アルカリゲネス菌を同定している[1]．多くの腸内細菌が腸管内腔に生息しているのに対して，アルカリゲネス菌は腸管リンパ組織であるパイエル板の組織内部に共生しているというユニークな特徴を持つ．アルカリゲネス菌が炎症を誘発することなくパイエル板において共生関係を構築できる理由として，主要菌体成分であるリポポリサッカライド（LPS）がユニークな構造を有していることを見出している[2]．LPSは炎症を惹起するエンドトキシンとも呼ばれるが，アルカリゲネスのLPSはTLR4に対し弱いアゴニスト活性を示すことで，樹状細胞などの免疫細胞を適度に活性化するが，過剰な炎症は惹起しない[3]．さらに，LPSの活性中心であるリピドAを対象にした研究から，アルカリゲネス由来リピドAと大腸菌由来リピドAは，アシル基の位置や長さ，結合している官能基が異なることを明らかにしている（Fig. 1A）[4]．本性質により，アルカリゲネスリピドAは様々な実験モデルにおいて優れたワクチンアジュバント機能を発揮することを確認している（Fig. 1B）[5-9]．これらの結果をもとに，現在，アルカリゲネスリピドAは，安全かつ有用なアジュバントして研究用試薬として販売されており，その他，ヒトへの実用化を目指した非臨床試験を進めている．

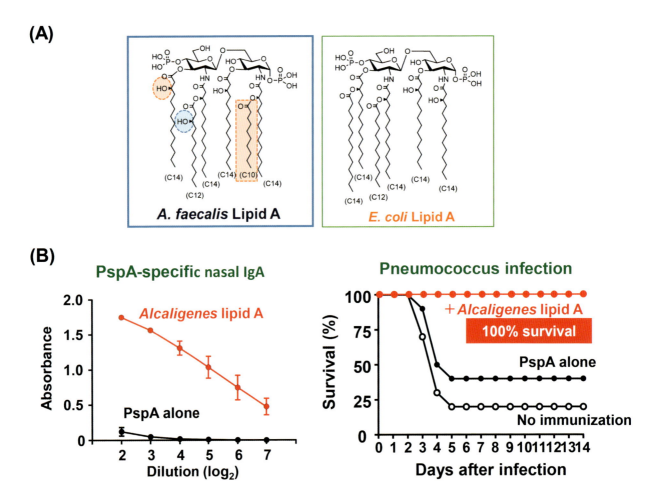

Fig. 1 Unique structure and appropriate adjuvant activity of *Alcaligenes* lipid A
(A) Chemical structure of *Alcaligenes* lipid A (left) and *E. coli* lipid A (right).
(B) Nasal IgA production (left) and protection against pneumococcus infection (right) upon nasal immunization with PspA with *Alcaligenes* lipid A.

2．免疫制御を担う脂質代謝物の同定と腸内細菌との関わり

　私たちのグループでは，食用油に含まれる脂肪酸に着目し，免疫に及ぼす影響や疾患との関わりについて研究を進めている[10]．特に，必須脂肪酸であるオメガ3脂肪酸とオメガ6脂肪酸に着目した研究を進めている．例えば，オメガ3脂肪酸であるαリノレン酸を多く含む亜麻仁油を与えて飼育したマウスでは，腸管や皮膚，呼吸器などでのアレルギーや炎症が予防・改善できることを，様々なモデルで明らかにしている[11-18]．食事から摂取した脂肪酸は，腸から吸収された後，体内の酵素によって代謝され，免疫系などの生体機能に影響を与える様々な脂質代謝物へと変換される．メタボローム解析を用いた私たちの研究においても，亜麻仁油に多く含まれるαリノレン酸から多種類の脂質代謝物が産生されること，化学構造の微妙な違いにより，標的受容体や細胞が変化し，抗アレルギー，抗炎症効果のメカニズムが異なることを見出している[11-18]．
　これらの分析で見出した代謝物の多くは，体内で代謝・産生されたものであるが，最近の研究では，腸内細菌も脂質代謝物の産生に関与していることが分かっている．例えば，10-oxo-cis-12-cis-15-octadecadienoic

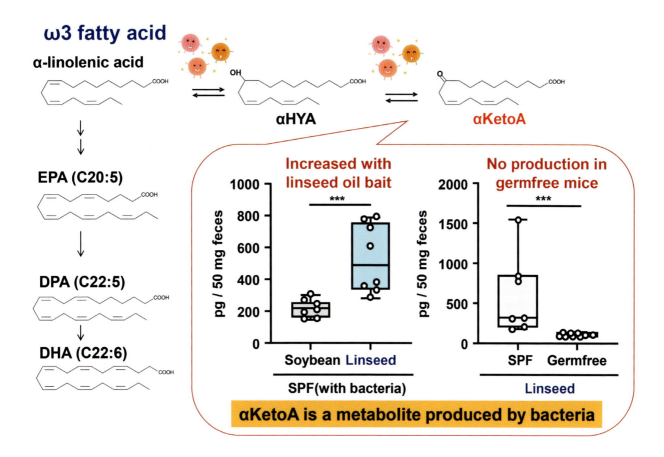

Fig. 2 αKetoA is a postbiotics as a lipid metabolite produced by microorganisms
When SPF mice are reared on linseed oil, αKetoA is increased in the feces. On the other hand, αKetoA is not detected in feces of germfree mice reared in linseed oil.

acid（αKetoA）は，亜麻仁油で飼育したマウスの糞便において増加するが，無菌マウスではほとんど産生されない（Fig. 2）[19]．これは，αKetoAが腸内細菌の代謝に依存して産生される脂質代謝物であることを意味している．腸管で産生されたαKetoAは，体内に吸収された後，炎症性マクロファージの機能を阻害することで，糖尿病や接触皮膚炎の抑制に働く[19]．今後，腸内細菌が独自の代謝経路で産生する脂質代謝物がさらに見出されると期待される．

3．医薬基盤・健康・栄養研究所の腸内環境研究から見出した体重増加をコントロールするブラウティア菌の発見とメカニズム解明

私たちが所属する医薬基盤・健康・栄養研究所においては，日本人の腸内環境と健康状態を解析するために，様々な解析拠点を日本各地に設け，データ取得を行うと共に，一部のデータをNIBIOHN JMDデータベースとして公開している（https://microbiome.nibiohn.go.jp/）．さらに，研究所において共同で開発した統合解析プラットフォームであるMANTAを用いてデータを解析し，様々な健康状態との関連を解析している[20]．

ヒトデータの解析の結果，肥満でない方や糖尿病患者でない方でブラウティア菌の割合が多いことが判明した（Fig. 3）[21]．そこで，高脂肪食を与えたマウスにブラウティア菌を摂取させたところ，内臓脂肪の蓄積抑制を伴う体重の増加抑制が確認され，同時に糖尿病症状も軽減していた[21]．次に，ブラウティア菌の抗肥

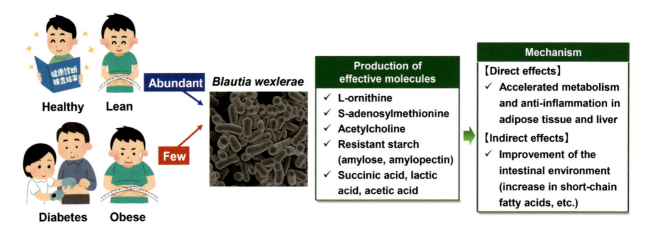

Fig. 3 Anti-obesity and anti-diabetes mechanisms of *Blautia wexlerae*
Our study of Japanese subjects identified *Blautia wexlerae* as a bacterium that is abundantly found in non-overweight, non-diabetic individuals. *Blautia wexlerae* produces L-ornithine, S-adenosylmethionine, acetylcholine that exert accelerated lipid metabolism and anti-inflammation. Also, *Blautia wexlerae* produces amylopectin, an indigestible starch, and organic acids to create a favorable intestinal environment rich in short-chain fatty acids. These have been shown to exert anti-obesity and anti-diabetic effects in murine models.

満・抗糖尿病効果のメカニズムを解明するため，ゲノム情報やメタボローム，ラマン分析などを組み合わせた解析を行ったところ，ブラウティア菌は代謝促進効果があるオルニチン，アセチルコリン，Sアデノシルメチオニンなどのユニークなアミノ酸代謝物を産生していることが判明した[21]．さらに，ブラウティア菌は複数の有機酸を産生し，さらに難消化性デンプンであるアミロペクチンを菌体内に蓄積することにより，腸管での短鎖脂肪酸（酢酸，プロピオン酸，酪酸）を増加させ，腸内環境を改善することが判明した[21]．ヒトにおける有効性や安全性は今後の課題であるが，ブラウティア菌は食事成分を代謝し，生体にとって有益な働きをもつ代謝物や物質を産生・蓄積することで，代謝促進と腸内環境改善という効果により，肥満および糖尿病を抑制していると考えられる．

文　献

1) T. Obata, Y. Goto, J. Kunisawa, S. Sato, M. Sakamoto, H. Setoyama, T. Matsuki, K. Nonaka, N. Shibata, M. Gohda, Y. Kagiyama, T. Nochi, Y. Yuki, Y. Fukuyama, A. Mukai, S. Shinzaki, K. Fujihashi, C. Sasakawa, H. Iijima, M. Goto, Y. Umesaki, Y. Benno, and H. Kiyono, Indigenous opportunistic bacteria inhabit mammalian gut-associated lymphoid tissues and share a mucosal antibody-mediated symbiosis. *Proc Natl Acad Sci USA* 107：7419-24, 2010

2) Hosomi K., Shibata N., Shimoyama A., Uto T., Nagatake T., Tojima Y., Nishino T., Takeyama H., Fukase K., Kiyono H., and Kunisawa J., Lymphoid tissue-resident *Alcaligenes* establish an intracellular symbiotic environment by creating a unique energy shift in dendritic cells. *Front Microbiol* 11：561005, 2020

3) Shibata N., Kunisawa J., Hosomi K., Fujimoto Y., Mizote K., Kitayama N., Shimoyama A., Mimuro H., Sato S., Kishishita N., Ishii K. J., Fukase K., and Kiyono H., Lymphoid tissue-resident *Alcaligenes* LPS induces IgA production without excessive inflammatory responses via weak TLR4 agonist activity. *Mucosal Immunol* 11（3）：693-702, 2018

4) Shimoyama A., Di Lorenzo F., Yamaura H., Mizote K., Palmigiano A., Pither M.D., Speciale I., Uto T., Masui S., Sturiale L., Garozzo D., Hosomi K., Shibata N., Kabayama K., Fujimoto Y., Silipo A., Kunisawa J., Kiyono

H., Molinaro A., Fukase K., Lipopolysaccharide from gut-associated lymphoid tissue-resident *Alcaligenes faecalis*: Complete structure determination and chemical synthesis of its lipid As. *Angew Chem Int Ed Engl* 60(18): 10023-10031, 2021

5) Yoshii K., Hosomi K., Shimoyama A., Wang Y., Yamaura H., Nagatake T., Suzuki H., Lan H., Kiyono H., Fukase K., and Kunisawa J., Chemically synthesized Alcaligenes lipid A shows a potent and safe nasal vaccine adjuvant activity for the induction of *Streptococcus pneumoniae*-specific IgA and Th17 mediated protective immunity. *Microorganisms* 8(8): 1102, 2020

6) Liu Z., Hosomi K., Shimoyama A., Yoshii K., Sun X., Lan H., Wang Y., Yamaura H., Kenneth D., Saika A., Nagatake T., Kiyono H., Fukase K., and Kunisawa J., Chemically synthesized *Alcaligenes* lipid A as an adjuvant to augment immune responses to *Haemophilus influenzae* type B conjugate vaccine. *Front Pharmacol* 12: 763657, 2021

7) Hosomi K., Shimoyama A., Hinenoya A., Hatanaka N., Noguchi T., Ebina H., Tojima Y., Furuta M., Kondoh M., Kiyono H., Yamasaki S., Fukase K., and Kunisawa J., Endotoxin-free Stx2B-C-CPE vaccine and its optimized adjuvant regimen for preventing food poisoning. *Front Biosci* (Landmark Ed) 28(1): 15, 2023

8) Sun X., Hosomi K., Shimoyama A, Yoshii K., Lan H., Wang Y., Yamaura H., Nagatake T., Ishii K.J., Akira S., Kiyono H., Fukase K., and Kunisawa J., TLR4 agonist activity of *Alcaligenes* lipid a utilizes MyD88 and TRIF signaling pathways for efficient antigen presentation and T cell differentiation by dendritic cells. *Int Immunopharmacol* 117: 109852, 2023

9) Sun X., Hosomi K., Shimoyama A., Yoshii K., Saika A., Yamaura H., Nagatake T., Kiyono H., Fukase K., Kunisawa J., *Alcaligenes* lipid A functions as a superior mucosal adjuvant to monophosphoryl lipid A via the recruitment and activation of CD11b+ dendritic cells in nasal tissue. *Int Immunol* (in press)

10) Nagatake T, Kunisawa J., Emerging roles of metabolites of ω3 and ω6 essential fatty acids in the control of intestinal inflammation. *Int Immunol* 23; 31(9): 569-577, 2019

11) Nagatake T., Shibata Y., Morimoto S., Node E., Sawane K., Hirata S.I., Adachi J., Abe Y., Isoyama J., Saika A., Hosomi K., Tomonaga T., and Kunisawa J., 12-hydroxyeicosapentaenoic acid inhibits foam cell formation and ameliorates high-fat diet-induced pathology of atherosclerosis in mice. *Sci Rep* 11(1): 10426, 2021

12) Saika A., Nagatake T., Hirata S.I., Sawane K., Adachi J., Abe Y., Isoyama J., Morimoto S., Node E., Tiwari P., Hosomi K., Matsunaga A., Honda T., Tomonaga T., Arita M., Kabashima K., and Kunisawa J., ω3 fatty acid metabolite, 12-hydroxyeicosapentaenoic acid, alleviates contact hypersensitivity by downregulation of CXCL1 and CXCL2 gene expression in keratinocytes via retinoid X receptor α. *FASEB J* 35(4): e21354, 2021

13) Hirata S.I., Nagatake T., Sawane K., Hosomi K., Honda T., Ono S., Shibuya N., Saito E., Adachi J., Abe Y., Isoyama J., Suzuki H., Matsunaga A., Tomonaga T., Kiyono H., Kabashima K., Arita M., and Kunisawa J. Maternal ω3 docosapentaenoic acid inhibits infant allergic dermatitis through TRAIL-expressing plasmacytoid dendritic cells in mice. *Allergy* 75(8): 1935-1951, 2020

14) Saika A., Nagatake T., Kishino S., Park S.B., Honda T., Matsumoto N., Shimojou M., Morimoto S., Tiwari P., Node E., Hirata S.I., Hosomi K., Kabashima K., Ogawa J., and Kunisawa J. 17(S),18(R)-epoxyeicosatetraenoic acid generated by cytochrome P450 BM-3 from Bacillus megaterium inhibits the development of contact hypersensitivity via G-protein-coupled receptor 40-mediated neutrophil suppression. *FASEB Bioadv* 2(1): 59-71, 2019

15) Sawane K., Nagatake T., Hosomi K., Hirata S.I., Adachi J., Abe Y., Isoyama J., Suzuki H., Matsunaga A., Fukumitsu S., Aida K., Tomonaga T., Arita M., and Kunisawa J. Dietary omega-3 fatty acid dampens allergic rhinitis via eosinophilic production of the anti-allergic lipid mediator 15-hydroxyeicosapentaenoic acid in mice. *Nutrients* 11(12): E2868, 2019

16) Sasaki A., Nagatake T. (co-first author), Egami R., Gu G., Takigawa I., Ikeda W., Nakatani T., Kunisawa J., Fujita Y., Obesity suppresses cell-competition-mediated apical elimination of RasV12-rransformed cells from epithelial tissues. *Cell Rep* 23(4): 974-982, 2018

17) Nagatake T., Shiogama Y., Inoue A., Kikuta J., Honda T., Tiwari P., Kishi T., Yanagisawa A., Isobe Y., Matsumoto N., Shimojou M., Morimoto S., Suzuki H., Hirata S., Steneberg P., Edlund H., Aoki J., Arita M., Kiyono H., Yasutomi Y., Ishii M., Kabashima K., and Kunisawa J., 17,18-EpETE–GPR40 axis ameliorates contact hypersensitivity by inhibiting neutrophil mobility in mice and cynomolgus macaques. *J Allergy Clin Immunol* 142（2）：470-484, 2018

18) J. Kunisawa, M. Arita, T. Hayasaka, T. Harada, R. Iwamoto, R. Nagasawa, S. Shikata, T. Nagatake, H. Suzuki, E. Hashimoto, Y. Kurashima, Y. Suzuki, H. Arai, M. Setou, and H. Kiyono, Dietary ω3 fatty acid exerts anti-allergic effect through the conversion to 17,18-epoxyeicosatetraenoic acid in the gut. *Sci Rep* 5, 9750, 2015

19) Nagatake T., Kishino S., Urano E., Murakami H., Kitamura N., Konishi K., Ohno H., Tiwari P., Morimoto S., Node E., Adachi J., Abe Y., Isoyama J., Sawane K., Honda T., Inoue A., Uwamizu A., Matsuzaka T., Miyamoto Y., Hirata S.I., Saika A., Shibata Y., Hosomi K., Matsunaga A., Shimano H., Arita M., Aoki J., Oka M., Matsutani A., Tomonaga T., Kabashima K., Miyachi M., Yasutomi Y., Ogawa J., and Kunisawa J., Intestinal microbe-dependent ω3 lipid metabolite αKetoA prevents inflammatory diseases in mice and cynomolgus macaques. *Mucosal Immunol* 15（2）：289-300, 2022

20) Chen Y.A., Park J., Natsume-Kitatani Y., Kawashima H., Mohsen A., Hosomi K., Tanisawa K., Ohno H., Konishi K., Murakami H., Miyachi M., Kunisawa J., Mizuguchi K., MANTA, an integrative database and analysis platform that relates microbiome and phenotypic data. *PLoS One* 15（12）：e0243609, 2020

21) Hosomi K., Saito M., Park J., Murakami H., Shibata N., Ando M., Nagatake T., Konishi K., Ohno H., Tanisawa K., Mohsen A., Chen Y.A., Kawashima H., Natsume-Kitatani Y., Oka Y., Shimizu H., Furuta M., Tojima Y., Sawane K., Saika A., Kondo S., Yonejima Y., Takeyama H., Matsutani A., Mizuguchi K., Miyachi M., and Kunisawa J., Oral administration of *Blautia wexlerae* ameliorates obesity and type 2 diabetes via metabolic remodeling of the gut microbiota. *Nat Commun* 13（1）：4477, 2022

質疑応答［座長：尾崎　博（東京大学）］

座長：　國澤先生，どうもありがとうございました．今日の國澤先生のお話は，最初に，このシンポジウムのテーマとなっている感染症という関連で，*Alcaligenes*由来のアジュバントに関する研究をご紹介いただきました．その後，食ということで，油とか発酵食品の関連についてのお話をいただきました．

　今日の先生のご講演はすばらしい内容で，聴衆の皆様もとても興味深かったと思うのですが，私が感じたのは，國澤先生は薬学ご出身ということで，化合物と生体とのインタラクションということを常に考えてのご研究を続けておられるという印象を受けたところです．特に，今日の発表の中では，αKetoAですか，私はMucosal Immunologyに掲載された論文も見せていただきましたが，非常にすばらしい研究で感銘を受けたところです．また，後半では，個人差ということを考えて，腸内フローラにとって最適な食事というのは何なのかというようなお話もしていただきました．

　それでは，フロアからご質問を受けたいと思います．記録集作成のために，所属とお名前を名乗ってからお願いしたいと思います．いかがでしょうか．

A氏：　國澤先生，すばらしいお話をありがとうございます．私が関心を持っているのは*Blautia*，それから，*Akkermansia*の影響です．この共生菌というのは動物ではうまく超過体重調節に機能するわけですが，やはりヒトで見た場合にはそれほど強い影響がないと．これは*Blautia*でも同じようなことが起こるのでしょうか．つまり，どういった問題にこれから直面するのでしょうか．

國澤：　*Akkermansia*というのは非常に日本人においては希で，10％未満です．ですから，恐らく体重などのコントロールには，ほかの菌が関連していると思います．

　*Blautia*に関しては，効果的な代謝物を産生することで，体重をコントロールするので，*Akkermansia*とは少し違うメカニズムだと思われます．そのため，シナジー効果というのがあって体重コントロールをできるのかもしれません．ただ，この*Blautia*と*Akkermansia*の両方を投与した場合にどうなのかというのは，まだ評価しておりません．でも，非常に興味深い点だと思います．

A氏： この*Blautia*というのは偏性嫌気性だと思うのですが．

國澤： はい，我々は動物試験をやっておりますが，問題は本当に酸素が嫌いな菌ですので，動物の飼育部屋ですぐに経口で投与できるように研究室間を走らなければいけないわけです．ですから，臨床応用を考えた場合には，*Blautia*を薬剤として，あるいは食物としてどのように調整するかというのが非常に難しいところだと思います．ありがとうございました．

松本（ヤクルト中央研究所）： ヤクルトの松本です．いつも面白い話をありがとうございます．最初の*Alcaligenes*の話はいつも面白く聞かせていただいているのですが，イメージとすると，樹状細胞の中でニッチを維持する仕組みというのが，少し我々は想像できないのですが，恐らく微生物ですから，ニッチを取るために，ある程度，分裂なり，そういった働きをしていると思うのですが，先生はどういうふうにお考えになってらっしゃいますか．

國澤： 増えていくというのは，in vitroで培養していると観察できてきまして，だんだんフィラメンタスみたいな形になっています．その場合はあまり樹状細胞にとって良くない働きをしているので，恐らくサイトカインみたいな何かプラスαのものが樹状細胞に作用することによって，樹状細胞が*Alcaligenes*をうまく抑え込むような，そういったメカニズムがあるのではないかということで，今調べているのですが，何がそれをコントロールできているのかというところはまだ分かっていない状態です．

松本： 分かりました．ありがとうございます．

辨野（辨野腸内フローラ研究所）： 辨野と申しますが，分類学上の問題で少し細かくて申し訳ないのですが，*Blautia*という菌種は菌属ですね．抄録集には「ブラウティア菌」と載っていましたが，これは「*Blautia*属」の間違いで，*Blautia*というのは，もともと*Clostridium cocoides*という菌と*Ruminococcus*の一部が合体して*Blautia*属を作ったのですね．*Blautia*属の中にはたくさんの菌種が入っているのですが，この*Blautia wexlerae*の場合，なるべく必要なことは菌株レベルの話なので，菌株名を記して入れたほうが，多分ベストだと思うのです．恐らく，特許を取られるときにも，具体的にする場合も，菌株レベルでの話としてまとめていくのだったら，そういう名称を使われた方が良いですね．ただ，*Blautia*全部がそういう働きを持つわけではなくて，あるいは*Blautia*の全部ではなくて，その一部の菌株が有効性を持つというので，その辺はやはり皆さん方によく注意をして使っていただければ有り難いと思います．コメントでした．

國澤： はい，分かりました．ありがとうございます．

座長： では，最後のご質問でお願いします．

若林（静岡県立大学）： 静岡県立大学の若林です．eicosapentaenoic acid（EPA）からエポキシ化するところの代謝のポリモルフィズムが，ヒトのいろいろな炎症や疾病に関与してくるような気がするのですが，その点についての先生のご研究の進展又は情報がありましたら教えてください．

國澤： ありがとうございます．正に先生がおっしゃるように，責任酵素がシトクロムP450ですので，非常にジェネティック・ポリモルフィズムがある酵素です．なので，それが恐らく代謝を作っていくということで，今回はあまり細かく話をしてないですが，シトクロムP450の中で，17番目と18番目の所をエポキシ化するのが好きな酵素と，隣の14,15番目の所の二重結合をエポキシ化するのが好きな酵素というのがありまして，これは17,18だとちゃんと抗アレルギー，抗炎症活性があるのですが，14,15だとその活性がなくなるということとなってきますので，そういった酵素のダイバーシティというのが食の効果を変えてきていますし，恐らくそれが健康効果にも影響を与えているのだろうと考えています．

若林： 炎症性の疾患があるような人たちよりも，そちらのほうの酵素が非常にポリモルフィズムで行きにくいですとか，活性が低いとかいうようなデータというのはあるのでしょうか．

國澤： 今，我々のコホートの中でも，そのゲノムのデータを今度はセットで取っていこうというところになっていますので，今からそれを見ていくという形になっています．

座長： それでは，國澤先生，今日はすばらしいお話をありがとうございました．

國澤： どうもありがとうございました．

講演2．腸内細菌と腸管感染症

金　倫基

慶應義塾大学薬学部 創薬研究センター

要　約

　ヒトの腸内および腸管上皮細胞の表面には，高密度で多様な微生物群集が生息している．腸内細菌叢と呼ばれる微生物集団は，宿主と共進化してきたが，これらは多様な生理学的プロセスに有益な作用を及ぼす．正常な腸内細菌叢の重要な役割の一つに，病原細菌や病原性常在細菌の定着や増殖の抑制作用，すなわち，コロナイゼーション・レジスタンス（CR）がある．腸内細菌叢の構成異常（ディスバイオーシス）が起こると，CRが低下し，病原細菌感染や有害な病原性常在細菌の異常増殖のリスクが高まってしまう．このディスバイオーシスによるCRの低下を是正し，腸管感染症を治療・予防するための基礎・応用研究が世界で進められている．その中で，筆者自身も再発性*Clostridioides difficile*感染症に有効な腸内細菌の探索と臨床応用に関する研究を行ってきた．また，CRに関わる腸内細菌や代謝物，CRに影響を与える食事成分の同定と作用メカニズムの解明を行っている．そこで本稿では，これらの知見について紹介したいと思う．

1．はじめに

　正常な腸内細菌叢は細菌間で安定なコミュニティーを形成しており，外来の病原性細菌の侵入に対して強い抵抗性を示すことが知られている．腸内細菌による病原性細菌の侵入・定着の阻害作用は，コロナイゼーションレジスタンス（Colonization resistance；CR）と呼ばれている．抗菌薬の投与などにより，腸内細菌叢によるCRが低下すると，腸管病原性大腸菌（EPEC：Enteropathogenic *Escherichia coli*）や*Salmonella*などの病原細菌（Pathogens）や，*Clostridioides difficile*などの病原性片利共生細菌（Pathobionts）の定着や増殖を許してしまう．

　腸管感染症を治療する目的で，腸内細菌叢によるCRを臨床応用する動きがこの十数年の間に出てきている．2013年にNEJM誌で，再発性*C. difficile*感染症（rCDI：recurrent *C. difficile* infection）に便微生物移植法（FMT：fecal microbiota transplantation）が著効することが報告されて以来[1]，rCDIに対するFMT用糞便サンプルの医薬品としての開発が進められた．そして2022年には，オーストラリアとアメリカで，rCDIに対するFMT用の糞便サンプルが医薬品として承認されている[2,3]．

　我々は，腸内細菌叢の主要構成メンバーである*Clostridium* cluster IV & XIVaに属する腸内細菌が，腸管病原細菌に対して強いCRを示すことを明らかにした[4]．この知見に合致して，ヒトの糞便をエタノール処理したFirmicutes門菌（主に*Clostridium* cluster IV & XIVa菌）の芽胞から構成されるrCDIに対する経口治療薬が2023年4月にアメリカで承認された[5]．さらに，*Clostridium* cluster IV & XIVaに属する8種類の腸内細菌コンソーシアム（VE303）がCDIマウスの生存率を大きく上昇させることを発見し[6]，2022年には

rCDI患者に対するフェーズII試験でVE303の有効性が確認された[7]．

現在は，CRに影響を与える食事因子および腸内細菌代謝物の同定と作用メカニズムの解明に取り組んでいる．我々は，食餌由来のタンパク質源が特定の腸内細菌を介してマウスのCDI病態を変化させることや[8]，D-アミノ酸の一つであるD-トリプトファンが腸内のpathogenやpathobiontの菌体内の代謝を変化させることにより，増殖を抑制し，腸炎を抑制することを見出した[9]．そこで本稿ではCRに関するこれまでの知見についてお話したい．

2．腸内細菌叢の成熟に伴い増加するClostridiales目細菌群が強いCRを付与する

乳幼児は腸管病原菌感染に対して感染しやすい（感受性が高い）ことが知られているが，これは免疫系が未成熟であることがその要因であるとこれまでに考えられていた．一方で，免疫系の発達や腸管病原菌に対する感染防御に腸内細菌叢が重要な役割を果たしていることも示唆されていた．腸内細菌叢は，生後約3年の間にダイナミックな変化を遂げ，大人型のものへと成熟していくことが知られている[10]．しかしこの過程で腸内細菌叢が腸管病原菌に対する感染抵抗性にどのように寄与しているのかについては未だ不明な点が多く残されていた．そこで，無菌環境下で飼育され，腸内細菌をもたない無菌の成獣マウスの腸管内に，乳児マウスおよび成獣マウス由来の腸内細菌叢を移植する実験手法を用いることにより，腸管病原菌感染における腸内細菌叢の役割について解析した．その結果，腸内細菌叢による病原菌への感染抵抗性は，乳児期の腸内細菌叢では低く，成獣期の腸内細菌叢では高いことが分かった．この乳児の腸内細菌叢によるCRの低下

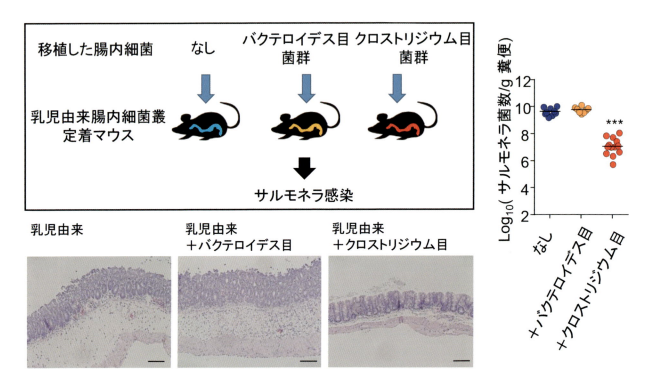

Fig. 1. Clostridiales目菌群は*Salmonella*に対する感染抵抗性を高くする．
　　乳児マウスの腸内細菌叢を腸管内に定着させた成獣の無菌マウスに，Bacteroidales目細菌（*B. acidifaciens*, *B. thetaiotaomicron*, *B. vulgatus*, *B. uniformis*）またはClostridiales目細菌（*Clostridium* cluster IV, XIVa）をさらに定着させ，*Salmonella* Typhimurium感染後の病理組織（左下）および糞便中の菌数（右）を比較した．***$p < 0.001$

は，成獣マウス腸内の優勢菌群であるクロストリジウム目菌群の欠如によることが，腸内細菌叢のメタゲノム解析により明らかになった．実際に，乳児の腸内細菌叢を腸管内に定着させた成獣マウスにClostridiales（クロストリジウム）目菌群を経口投与することで，腸管病原菌に対するCRが高くなり，Salmonella Typhimurium感染による腸管組織傷害も抑えられたが，別の優勢菌群であるBacteroidales（バクテロイデス）目菌群の経口投与ではそのような効果は見られなかった[4]（Fig. 1）．

3．摂取するタンパク質源の違いが腸内細菌を介して*C. difficile*の感染病態を変化させる

CDIは，抗菌剤投与による腸内ディスバイオーシスをきっかけに，*C. difficile*が腸内で増殖し，毒素を産生することにより発症し，下痢・下腹部痛・発熱・白血球増加などを引き起こす感染症である．CDIに対しては，前述したように，FMTが非常に有効であることから，CDIの発症や予防には腸内細菌叢が大きく影響しているといえる．腸内細菌叢の構成や，それらが産生する代謝物は，我々が日々摂取する食事によって変動する．そのため，摂取する食事成分の違いが腸内細菌叢を介してCDI病態を変化させる可能性が考えられた．実際に，食事中に含まれるタンパク質源がCDI病態に影響を与えることを見出した．すなわち，タンパク源として大豆タンパク質を摂取すると，カゼインを摂取した場合と比べて，*C. difficile*の腸内での増殖が促進され，CDI病態が悪化することが分かった．また，大豆タンパク質が腸内の*Lactobacillus*属細菌を増加させ，その際に放出されるアミノ酸が*C. difficile*の増殖を促進させていることが明らかとなった．さらに，*Lactobacillus*属細菌（*Ligilactobacillus murinus*）によるアミノ酸産生には，タンパク質を菌体外で消化するプロテアーゼ（PrtP）が関与していた．実際に，PrtP遺伝子を欠損した*L. murinus*では，アミノ酸の産生能が低下し，*C. difficile*の増殖促進作用も減弱した（Fig. 2）．以上のことから，抗菌剤投与後のCDIの発症や病状

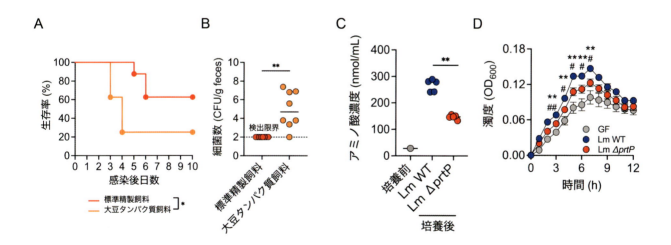

Fig. 2 抗生物質投与後の大豆タンパク質摂餌は腸内のアミノ酸濃度を高め，*C. difficile*の定着を促進する．
(A, B) 抗菌剤投与後，標準精製飼料（カゼイン飼料）と大豆タンパク質飼料それぞれを摂餌させたマウスに*C. difficile*の芽胞を経口投与することで感染させた．(A) 感染後のマウスの生存率．(B) *C. difficile*感染後1日目の*C. difficile*の細菌数．$**p < 0.01$
(C) 試験管内において大豆タンパク質のみを含む培地で，*Ligilactobacillus murinus*（Lm）WTとLm ΔprtPをそれぞれ培養した．培養前および24時間培養後の培養液上清中のアミノ酸濃度．
(D) 無菌マウス（GF），Lm WT，Lm ΔprtPそれぞれを定着させたマウスから盲腸内容物を回収し，試験管内において*C. difficile*を培養した．培養開始から12時間の*C. difficile*の増殖の推移．＊：GFとLm WTとの比較；＃：Lm WTとLm ΔprtPとの比較．$*p < 0.05; **p < 0.01; \#p < 0.05; \#\#p < 0.01$；n. s. 有意差なし．

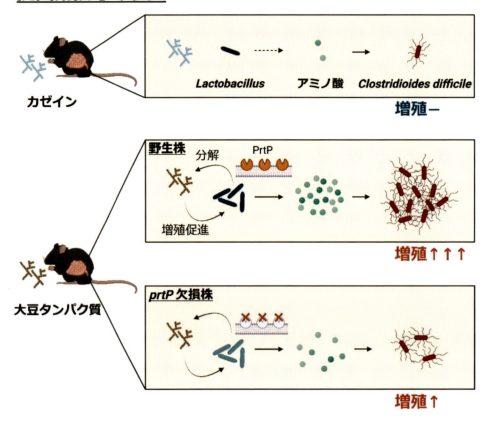

Fig. 3 研究結果のまとめ
食事中のタンパク質源の違いが腸内細菌を介してCDIの病態を変化させる．抗菌剤投与マウスにタンパク質源として大豆タンパク質を与えると，カゼインを与えた場合と比べて，*C. difficile*の増殖が促進され，CDI病態が悪化する．大豆タンパク質は，腸内のアミノ酸量を増加させることにより*C. difficile*の増殖を促進させる．大豆タンパク質による腸内アミノ酸の増加には，*Lactobacillus*属細菌が関与している．すなわち，*Lactobacillus*属細菌は大豆タンパク質を栄養源として増殖するが，PrtPという酵素を用いて大豆タンパク質を消化する際にアミノ酸を作り出す．実際に，PrtPを欠損する*Lactobacillus*属細菌（prtP欠損株）は野生株と比べてアミノ酸産生量が減少し，その結果，*C. difficile*の増殖促進も減弱する．

に食事成分，特に，摂取するタンパク質の種類が大きく影響することが明らかになった[8]（Fig. 3）．

4．D-トリプトファンが腸管病原細菌のトリプトファン代謝経路を変化させ，増殖を抑制する

　L-アミノ酸は，タンパク質の構成要素として機能するため，あらゆる生命に不可欠である．対照的に，L-アミノ酸の鏡像異性体であるD-アミノ酸の機能については長い間不明であった．しかし，D-アミノ酸も生体内に存在し，哺乳類や微生物の生理機能に重要な役割を果たしていることが明らかになってきた．D-アミノ酸は主に細菌によって作られるが，腸内細菌によっても産生され，強力な殺菌分子として機能することが知られている．そのため，D-アミノ酸は腸内で病原細菌に直接的に作用し，腸内環境を健全に保つ役割を果たしているのではと考えた．実際に，D-Trpがマウスに感染性下痢症を引き起こす*Citrobacter rodentium*

の腸内での増殖を抑え，感染後の生存率を上昇させることが明らかになった．一方，L-Trpにはそのような効果は認められなかった．また，C. rodentiumにD-Trpを添加すると，トリプトファン代謝物であるインドールアクリル酸が菌体内で増加することが分かった．しかし，L-Trpを添加しても菌体内のインドールアクリル酸は増加しなかった．そこで，インドールアクリル酸を含む飼料を与えたマウスにC. rodentiumを感染させたところ，対照マウスと比べて生存率が有意に向上した．また，感染後9日目の糞便中のC. rodentiumの菌数も，対照マウスと比べてインドールアクリル酸摂餌マウスで有意に減少していた．以上のことから，D-Trpによって菌体内で増加するインドールアクリル酸が腸管病原細菌であるC. rodentiumの増殖を抑制することが明らかとなった．D-TrpはC. rodentiumの菌体内のトリプトファン代謝物であるインドールアクリル酸を変化させることによりC. rodentiumの増殖を抑制していることも分かった[8]（Fig. 4）．以上のことから，D-TrpはCRを強化する物質として機能することが示唆された（Fig. 5）．

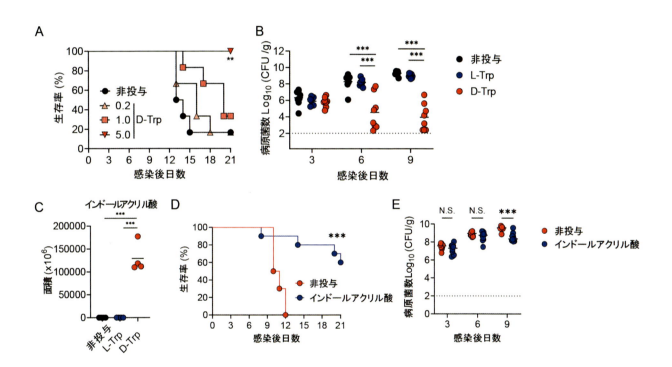

Fig. 4　D-トリプトファン（D-Trp）は，腸管病原細菌の増殖を抑制する．
　（A）対照飼料またはD-Trpを0.2％，1％，5％添加した飼料を与えたマウスにC. rodentiumを感染させ，生存率を観察した．
　（B）対照飼料または，D-TrpあるいはL-トリプトファン（L-Trp）を5％添加した飼料を与えたマウスにC. rodentiumを感染させ，経時的に糞便中の病原菌（C. rodentium）数を算定した．
　各ドットは，個々のサンプルまたはマウス．＊ $p < 0.05$；＊＊ $p < 0.01$；＊＊＊ $p < 0.001$
　（C）C. rodentiumを50 mM L-トリプトファン（L-Trp）またはD-Trpの存在下で24時間培養した後の菌体内インドールアクリル酸の相対量．
　（D，E）対照飼料またはインドールアクリル酸を2.5％添加した飼料を与えたマウスにC. rodentiumを感染させた．感染後の生存率（D），糞便中の病原菌（C. rodentium）数を経時的に算定（E）．
　各ドットは，個々のマウスまたは平均±標準偏差．＊＊＊ $p < 0.001$；N.S.有意差なし

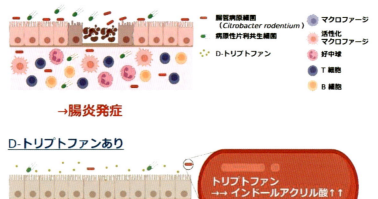

Fig. 5　研究結果のまとめ
D-トリプトファン（D-Trp）は腸内の病原細菌や病原性片利共生細菌の増殖を抑え，腸炎を予防する．腸内にD-Trpがない（少ない）場合，腸管病原細菌の侵入や，腸管片利共生細菌の病原性発揮により，多数の炎症性の免疫細胞が集積し，腸炎が引き起こされる．一方，腸内にD-Trpがある（多い）場合，腸内の病原性細菌の増殖が抑えられ，腸炎の発症が抑えられる．D-Trpによる病原性細菌の増殖抑制には菌体内のトリプトファン代謝の変化，すなわち，菌体内でインドールアクリル酸が増加することが関与している．

5．おわりに

　腸内細菌叢は，腸管の病原細菌や病原性片利共生細菌の増殖を抑制する重要な機能であるCRを付与し，宿主を感染や腸炎から保護している．しかし，CRに関与する腸内細菌由来代謝物や，細菌同士あるいは細菌 – 宿主間相互作用の詳細なメカニズムについては未解明な部分が多く残されている．今後のCRに関する研究の進展により，腸管感染症をより効果的に制御する新たな方策が生まれてくることを期待している．

文　献

1) van Nood, E. *et al.* Duodenal infusion of donor feces for recurrent *Clostridium difficile. N Engl J Med* 368, 407-415, doi：10.1056/NEJMoa1205037（2013）.
2) Khanna, S. *et al.* Efficacy and safety of RBX2660 in PUNCH CD3, a phase III, randomized, double-blind, placebo-controlled trial with a Bayesian primary analysis for the prevention of recurrent *Clostridioides difficile* infection. *Drugs* 82, 1527-1538, doi：10.1007/s40265-022-01797-x（2022）.
3) Tucker, E. C. *et al.* Stool donor screening within a Therapeutic Goods Administration compliant donor screening program for fecal microbiota transplantation. *JGH Open* 7, 172-177, doi：10.1002/jgh3.12874（2023）.
4) Kim, Y. G. *et al.* Neonatal acquisition of Clostridia species protects against colonization by bacterial pathogens.

Science 356, 315-319, doi：10.1126/science. aag2029（2017）.
5） Feuerstadt, P. *et al*. SER-109, an oral microbiome therapy for recurrent *Clostridioides difficile* infection. *N Engl J Med* 386, 220-229, doi：10.1056/NEJMoa2106516（2022）.
6） Dsouza, M. *et al*. Colonization of the live biotherapeutic product VE303 and modulation of the microbiota and metabolites in healthy volunteers. *Cell Host Microbe* 30, 583-598 e588, doi：10.1016/j. chom. 2022.03.016（2022）.
7） Louie, T. *et al*. VE303, a defined bacterial consortium, for prevention of recurrent *Clostridioides difficile* infection：A randomized clinical trial. *JAMA* 329, 1356-1366, doi：10.1001/jama. 2023.4314（2023）.
8） Yakabe, K. *et al*. Dietary-protein sources modulate host susceptibility to *Clostridioides difficile* infection through the gut microbiota. *Cell Rep* 40, 111332, doi：10.1016/j. celrep. 2022.111332（2022）.
9） Seki, N. *et al*. （D）-Tryptophan suppresses enteric pathogen and pathobionts and prevents colitis by modulating microbial tryptophan metabolism. *iScience* 25, 104838, doi：10.1016/j. isci. 2022.104838（2022）.
10） Koenig, J. E. *et al*. Succession of microbial consortia in the developing infant gut microbiome. *Proc Natl Acad Sci USA* 108 Suppl 1, 4578-4585, doi：10.1073/pnas. 1000081107（2011）.

質疑応答［座長：五十君　靜信（東京農業大学）］
座長：　金先生，ご講演どうもありがとうございました．まず，腸内細菌による病原細菌の侵入・定着の阻害作用として，Colonization resistance（CR）というものについて，2つの面から説明があったかと思います．
　前半は菌交代症の*Clostridioides difficile*のコントロールについて，ある程度の菌のカクテルで効果があるというお話でして，どうやらソイタンパクからの分解活性を持つような乳酸菌のアミノ酸が，*C. difficile*の増殖性に関与しているということを明らかにされたかと思います．後半は，D-アミノ酸の機能についてお話を頂きました．D-トリプトファンが病原菌に対して非常に効果があると，その本体はインドールアクリル酸であろうということで，こういったものがフローラに影響を与えたり，菌自体の増殖に影響を与えたりするというご発言だったかと思います．それでは，フロアのほうから質問等がありましたらお願いしたいと思います．
Harris（アムステルダム大学）：　非常にたくさんの研究をされていると思いました．トリプトファンについては大変感銘しました．CRを促すということですけれども，Aryl hydrocarbon receptor（AHR）アンタゴニストもご覧になりましたか．
金：　はい，AHR活性についてL体とD体のトリプトファンで検討しました．L体もD体もAHRは，すぐに遺伝子発現を抑制しました．ただ，*C. difficile* infection（CDI）は保護しませんでした．なので，活性化というのはそんなに重要な役割ではないのかもしれません．
Harris：　そのほかの作用について，仮説はありますか．
金：　D-トリプトファンには直接的な相互作用があります．細胞内インドールアクリル酸濃度を上昇し，その増殖を抑制しましたので，直接的な相互作用というものがインドールアクリル酸に関してはあると思います．
座長：　時間の関係で，今いらっしゃる方で締め切りにさせていただきたいと思います．それでは，ご所属とお名前をよろしくお願いします．
キム（韓国ヤクルト研究所）：　素晴らしいご講演をありがとうございました．韓国から来ましたキム・ジュヨンです．CDIに関する単純な質問です．*Clostridium* cluster XIVaは，韓国ではそんなに大きな問題になっていないのですが，これは遺伝子の違いなのでしょうか．アジア人と白人では，CDIの発症が遺伝子的に違うのでしょうか．
金：　ありがとうございます．おそらく，韓国と日本においては，CDIはそんなに重篤な感染，再発の問題とはなっておりません．米国の株と韓国や日本の株が違うかどうかは分からないのですけれども，1つの可能性として考えられるのは，いわゆるバンコマイシンへの感受性が関係しているのではないかと思います．恐らくバンコマイシンへの抵抗性が高い．*C. difficile*をバンコマイシンで治療した後に，更に増殖するということが考えられます．しかし，米国あるいは韓国の2つの株が違うかどうかは分かりません．

キム： アジア人と白人のCDIに関する，あるいはそのほかの病原体に関する遺伝子の違いについて研究される予定はありますでしょうか．

金： CDIだけではなく，ほかの病原体についてもということでしょうか．

キム： アジア人と西洋人の遺伝子の違いについて研究される予定ですか．

金： そうですね．非常に関心は持っております．

中村（金沢大学）： 金沢大学の中村です．私は現役時代，*C. difficile*の疫学を中心にいろいろやってきました．先生もご存じのように，新生児から5歳までは非常に保有率（キャリエージ）が高いですね．私の研究では，0歳児で100％，5歳でも30〜40％が陽性でした．アダルトになりますと，私は1,000人以上調べましたが，キャリエージはグループによって違いますけれども，だいたい8％前後です．その定着というか，コロナイゼーションは，今日先生が説明された2つの因子，neutrition（栄養）と*Clostridium* cluster IV＆XIVaの部分で説明できるのでしょうか．これが1つ目の質問です．

　もう1つは，20〜40歳のアダルトを中心に1年間に4回調べまして，4回とも*Clostridium*陽性の人と，4回とも*Clostridium*陰性の人の腸内細菌叢をヤクルト研と調べました．違うのは，*Enterococcus*が*C. difficile*陽性の人に多いということでした．私は，ひょっとしたら，*Enterococcus*が*C. difficile*の定着に関係しているのではないかと思ったのです．あるいは，1つの因子が，*C. difficile*と*Enterococcus*の定着に関係しているのではないかと．先生はいかがお考えでしょうか．

金： どうもありがとうございます．まず1つ目のご質問ですが，やはり乳児期に*C. difficile*の陽性率が高いというのは，恐らく*Clostridium* cluster IVとかXIVaのような菌がまだまだ少ないので，定着が抑えられてないと思うのですけれども，何らかの理由で毒素の産生が抑えられたとか，そうした結果として腸炎が引き起こされてないのではないかと個人的には思っているところです．実際に*C. difficile*の陽性率が高いというのは，やはり抑えられていないということだと思うので，そういうことかと思っています．

中村： *Clostridium* cluster IV＆XIVaは調べられたのですか．調べられていないですか．

金： 私自身は調べてないのですけれども，いろいろな論文を見ると，やはり乳幼児期は*Clostridium* cluster IV＆XIVaが少ないような腸内細菌叢を持っているので，そういったこともヒトではあるのではないかと思っています．

　2つ目のご質問の*Enterococcus*が増えている状況というのは，ノーマルな状態の腸内細菌叢ではないと思うので，*Enterococcus*が*Lactobacillus*のように，積極的に何か栄養源を供給している可能性もありますし，もう1つは，*Enterococcus*が増えているということは，通常成人でドミナントになっているような菌も何か減少している可能性があるのではないかと考えているのですが，いかがですか．

中村： ありがとうございます．

座長： それでは，八村先生，どうぞ．

八村（東京大学）： 東京大学の八村と申します．非常に興味深く拝見しました．タンパク源とアミノ酸源が腸内細菌の代謝にどう影響するか，非常にクリアに示されていました．最初のHarris先生のご質問にも関係があるのですけれども，直接免疫系への作用というのもあり得ると思うのですが，今回それはあまり関係ないというように考えてよろしいのでしょうか．

金： 代などが変わると，免疫系への影響も変わる可能性はあると思うのです．ただ，実際にin vitroで腸の内容物を取ってきて，免疫細胞がいないような状況下でソイプロテインを含んだダイエットを与えたマウスの盲腸内容物で，*C. difficile*が増殖して，それがL-アミノ酸オキシダーゼ（L-amino-acid oxidase；LAAO）でというのもあったので，そういった栄養源の供給というのが1つメカニズムとしてあるのではないかと思っています．

八村： in vivoでも基本的にはそうだということですね．

金： そうですね．ありがとうございます．

座長： まだあるとは思いますが，時間がまいりましたので，これで終了させていただきます．金先生，ありがとうございました．

講演3．重症病態の腸内細菌叢とシンバイオティクス治療

清水　健太郎

大阪大学医学部附属病院　高度救命救急センター

要　旨

　敗血症，外傷，熱傷などの重症病態では「侵襲」により腸内細菌叢が大きく崩壊したDysbiosisの状態であり，バクテリアルトランスロケーションや腸管免疫の低下が，全身への炎症反応を引き起こし多臓器障害に到る要因となる．重症患者では，便中の*Blautia*, *Faecalibacterium*, *Clostridium*属などの偏性嫌気性菌の減少が顕著である．腸内細菌の菌数の減少および菌種の減少（Dysbiosisの進行）は，感染合併症や予後と相関する．
　プロバイオティクス・シンバイオティクス治療は，腸内細菌叢を維持することで免疫を保持し，下痢だけでなく人工呼吸器関連肺炎などの感染合併症の予防効果を持つことがメタアナリスを含めて報告されている．プロバイオティクスは菌の種類や患者の重症度によって効果が異なることから，安全性の高い菌の選択と効果を高める患者層の選択が課題である．長期間続く難治性下痢は，著しいDysbiosisを伴うことが多く，このような症例には腸内細菌叢再構築のための糞便微生物移植などの新たな腸管内治療の発展が望まれる．

1．重症病態での腸管の役割

　敗血症は感染症によって重篤な臓器障害が引き起こされる緊急性の高い状態であり，多臓器不全から致命的な転帰をたどる病態である．世界全体で年間5000万近い患者が発症し，うち1000万人以上が死亡すると言われている[1]．2017年に，WHOはSepsis（敗血症）の診断・治療・管理の改善を決議した[2]．日本では年間約10万人が罹患し，40億ドル以上の医療費負担となっている[3]．敗血症は疾患と異なる病態の概念であり，悪性新生物，心疾患，脳血管疾患，COVID-19などの疾病にかかわらず肺炎や尿路感染症などの敗血症が引き起こされる．
　救急・集中治療領域の代表的疾患である敗血症だけでなく重症外傷，熱傷などの大きな「侵襲」が生体に加わると全身性炎症反応（systemic inflammatory response syndrome：SIRS）が引き起こされ多臓器不全に進行する．SIRSは急性期に共通した概念で，菌などの外来異物や外傷による自己組織によって免疫系が起動され，炎症性のTh 1型の免疫反応，抗炎症性のTh 2型の免疫反応や制御性T細胞の活性化が生じる[4]．侵襲により免疫が破綻すると感染症は重篤化するため，その予防・診断と治療が必要とされている．
　腸管は，侵襲時の重要な標的臓器であり，IgAなどに代表される腸管免疫の低下，腸管バリア破壊によるバクテリアルトランスロケーション，腸管膜リンパを介した炎症性サイトカインの全身循環への流入などが引き起こされると考えられている[5]．これらの腸管機能不全は，"the motor of critical illness"として全身の多臓器不全の進行に中心的な役割を果たすと考えられている[6]（Fig. 1）．

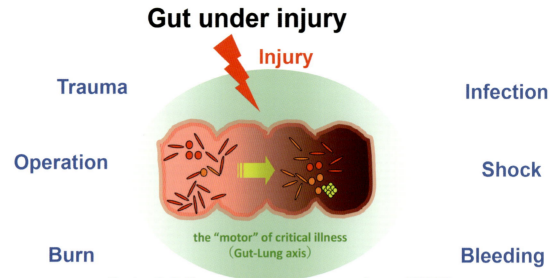

Fig. 1. 侵襲下の腸管
生体に大きな「侵襲（injury）」が加わると全身性炎症反応（systemic inflammatory response syndrome：SIRS）が引き起こされ多臓器不全に進行する．SIRSは急性期に共通した概念で，菌などの外来異物や外傷による自己組織によって免疫系が起動され感染症は重篤化する．

2．侵襲による重症病態での腸内細菌叢の変化

　健常人の腸管内の最優勢菌は*Bacteroides*や*Bifidobacterium*などの無酸素環境下でのみ増殖できる偏性嫌気性菌である．最優勢の偏性嫌気性菌に比べると，大腸菌等の酸素環境下でも生存できる通性嫌気性菌は，1/1000以下に過ぎない．しかし，重症病態になると，腸内細菌叢は減少し，通常検出されない，methicillin-resistant *Staphylococcus aureus*（MRSA），真菌などが，検出される．定量的に腸内細菌叢を評価すると，便中の総偏性嫌気性菌数は健常人に比べ有意に減少していた[7]．便中の有機酸の中でも短鎖脂肪酸（酢酸，プロピオン酸，酪酸）は著しく減少し，便中のpHは有意に増加していた[8]．

　腸内細菌叢の構成割合に関しては，16SリボソームRNA遺伝子（16S rRNA）を用いた網羅的なメタゲノム解析が行われる．ICU患者では早期から腸内細菌叢や腸内環境の崩壊が受傷後数時間の内に進行し，以後数週間にわたって継続する[8]．便中の*Blautia*, *Faecalibacterium*, *Clostridium*属などの偏性嫌気性菌の減少が顕著である[9]（Fig. 2）．このように腸内細菌叢の均衡が崩壊している状態は「Dysbiosis」と定義され，①有益な微生物の減少②病原性細菌の増加③腸内細菌叢の多様性の低下の3つから成り立っている[10]．新型コロナウイルス感染症においても，重症患者では早期からDysbiosisが進行していた[11]．

　腸内細菌叢と感染合併症や予後との関連を解析すると，健常腸内細菌叢の大部分を示す総偏性嫌気性菌数と病原菌である大腸菌や緑膿菌などの通性嫌気性菌数が最も関連していることが明らかになった[12]．腸内細

Serial changes of gut microbiota in critically ill patients

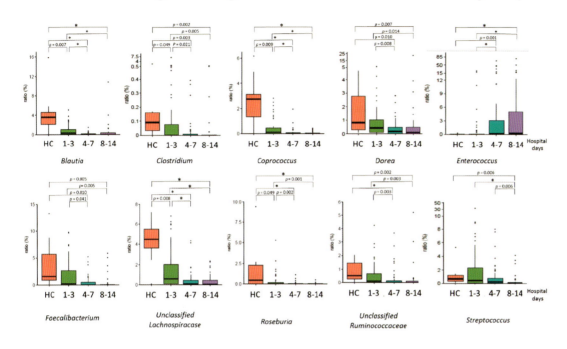

Ojima M, et al. Digestive diseases and sciences. 2022;67(6):2420.

Fig. 2　重症患者の腸内細菌叢の経時的変化
　　　便中の*Blautia*，*Faecalibacterium*，*Clostridium*属などの偏性嫌気性菌の減少が顕著である．一方，*Enterococcus*が増加する．（文献9より引用）

菌叢のDysbiosisは予後と相関があることが他分野でも報告されており[13]，重症患者においてもBacteroidetes門とFirmicutes門の比率が予後と相関する．これらのことは，抗菌薬で病原菌を減らすことだけでなく，プロバイオティクス・プレバイオティクスなどを用いた腸内細菌叢を保つ治療の妥当性を示唆するものでもある．

3．敗血症に対するプロバイオティクス/シンバイオティクス治療の感染性合併症への効果

1）侵襲時のプロバイオティクス/シンバイオティクス治療

　侵襲による腸内細菌叢の崩壊を予防できるかどうか，多くの臨床研究がなされている．プロバイオティクス治療以前は，腸管内除菌が主流であり病原細菌を中心とした細菌を減らす治療がなされていたが，プロバイオティクスはその逆で腸内細菌叢を維持する治療になる．最初は，2002年のRayesらが，肝移植の術前に，トブラマイシン，アムホテリシンB，コリスチンを腸管内除菌に使用した群と術後にシンバイオティクス（*Lactiplantibacillus plantarum* 299 + oat fiber）を経腸栄養とともに使用した群での感染合併症の比較をしたところ，腸管内除菌群が48％に対して，シンバイオティクスが13％と有意に減少した[14]．この結果は腸管内除菌よりも常在菌を増やす方が感染合併症を予防する効果があることが示唆している．2005年に名古屋大学のSugawaraらは，101人の胆管がん患者を対象に，術前に*Bifidobacterium breve*，*Lacticaseibacillus casei*（ヤクルト400®）を術前2週間に摂取したところ，感染合併症が対照群30.0％に比して投与群が12.1％と有意に低

かった[15]．その後も，術前投与の臨床研究が多く発表され，2020年にAnnals of Surgeryに発表された34RCTの2723人が対象のメタアナリスでは，プロバイオティクスとシンバイオティクスともに術後感染症を減少させ，かつ安全であることが報告された[16]．

以上より，周術期の感染合併症の予防効果は明らかになってきたが，救急患者のように来院後の侵襲後のDysbiosisの進行した腸内細菌叢に対して，感染合併症予防効果などを示すデータはなかった．

2）敗血症に対するシンバイオティクス治療

前向き観察研究として，清水らは2006年に，プロバイオティクスとして*L. casei*，*B. breve*を重症患者に投与したところ，便中の*Bifidobacterium*，*Lactobacillus*属全体の菌数が有意に増加した．また，腸内細菌の産生物である酢酸，酪酸が有意に増加し，pHが低下したことから，腸内環境の悪循環を予防することが示唆された[17]．さらに，先行研究で下痢，肺炎，菌血症を有意に減少させることを示したことから，侵襲後でも早期経腸栄養と同時にシンバイオティクスを投与することで重症患者の感染合併症を改善する可能性が示唆された[18]．

我々のグループは，さらに人工呼吸器を要する敗血症患者72人を対象とした臨床研究を行った．シンバイオティクス（*B. breve*，*L. casei*，オリゴ糖）を入院後3日以内に栄養を投与する経鼻チューブを介して開始したところ，投与群は非投与群に比して，投与菌のみならず*Bifidobacterium*属，*Lactobacillus*属全体，及び総菌数が経時的に有意に上昇した[19]．また，便中の短鎖脂肪酸のひとつである酢酸は1週目に急激に有意に上

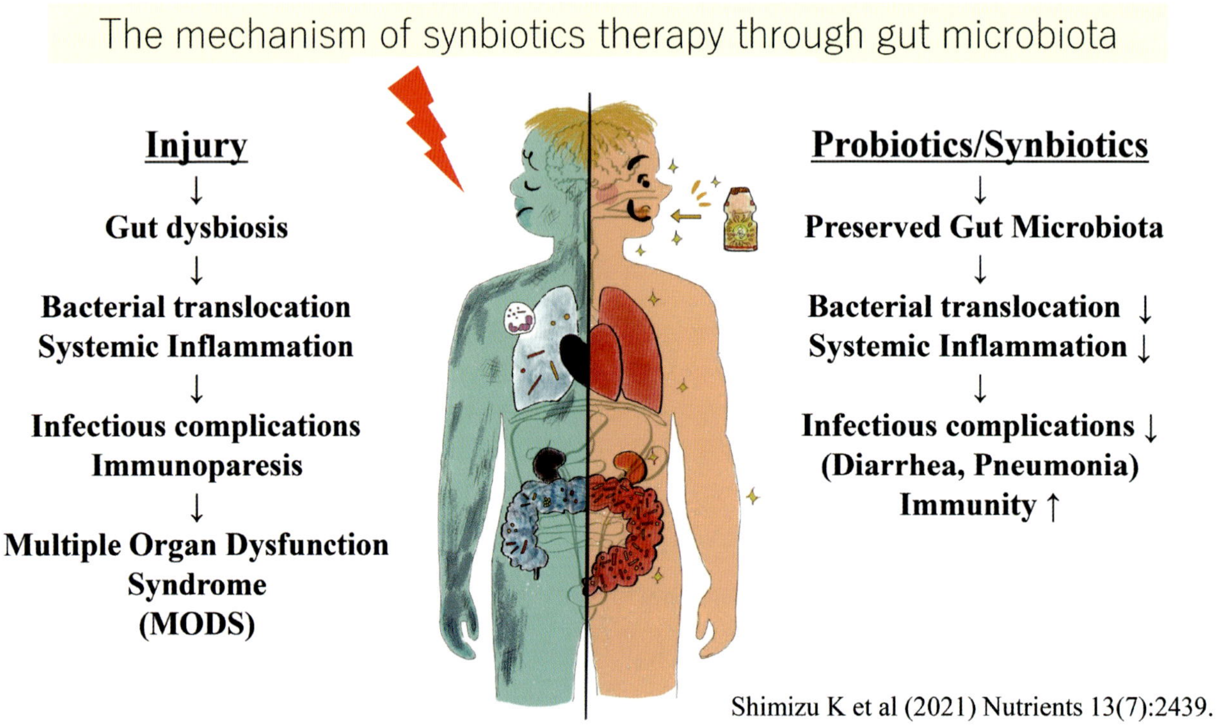

Fig. 3 腸管を介したシンバイオティクスの感染防御メカニズム
　　　　高度侵襲により腸内細菌叢が崩壊し，dysbiosisが進行し，全身性炎症や肺炎などの感染性合併症を引き起こす．プロバイオティクス・シンバイオティクスの投与は，腸内細菌叢を改善して，感染性合併症の発生を抑制する．（文献5より引用）

昇した．感染合併症に関しては，下痢（6.3% vs. 27.0%）および人工呼吸器関連肺炎の投与群の発症率（14.3% vs. 48.6%）が有意に低かった（投与群 vs. 非投与群；$p<0.05$）．メタアナリシスにおいても，人工呼吸器装着患者を対象とした1127人を対象とした研究で下痢および人工呼吸器関連肺炎の発症率に有意に効果があると報告されている[20,21]．プロバイオティクス・シンバイオティクス療法は，重症患者の腸内細菌叢を維持することで全身炎症反応を制御し感染合併症を防ぐ可能性を示唆している（Fig. 3）．

3）プロバイオティクス/シンバイオティクス療法の安全性

プロバイオティクス療法で用いられている菌種について，Darbandiらの21論文1831例の報告によると *Lactobacillus adicophilus*，*Bifidobacterium longum*，*L.plantarum* の順に多く *Lactobacillus* 属と *Bifidobacterium* 属がほとんどであった[22]．周術期のメタアナリシスに関する報告の中での日本からの論文では，*B. breve*，*L. casei* が5報と最も多かった．処方薬の *Clostridium butyricum*，*Enterococcus faecalis* 等は，いずれもRCTがなく，重症患者における感染合併症への効果は不明である．生菌製剤は菌血症[23]の報告もあり注意が必要である．2008年に，オランダのBesselinkらは，296例の急性膵炎を対象に6種類の菌（*L. acidophilus*，*L. casei*，*Ligilactobacillus salivarius*，*Lactococcus lactis*，*Bifidobacterium bifidum*，*Bifidobacterium lactis*）を混合したものを投与すると投与群がかえって死亡率が高かった[24]．しかし，この研究では，感染合併症は有意差がなく，投与した菌による菌血症はなかった．また，この菌群は臨床では使用されたことはなく臨床研究として問題があったと指摘されている[25]．同じ乳酸菌であっても株によって病原性が異なることが心内膜炎モデルを用いて示されていることから菌株により効果や副作用が異なることが予想される[26]．

また，重症度によってプロバイオティクス・シンバイオティクス療法の効果は異なると考えられている．重症患者を対象にすると，疾患群が多種多様で重症度も異なるためか，プロバイオティクス・シンバイオティクス治療の効果は死亡率では有意差にはいたらなかった[27]．2020年のBatraらのメタアナリシス論文は，人工呼吸器管理の必要な患者のみを対象に，人工呼吸器関連肺炎の発症率，人工呼吸器装着日数に有意差があった[18]．人工呼吸器を要する程度の重症度の高い患者層では，腸内細菌叢の影響に差異がでるため感染合併症に効果が出てくることが考えられた．以上より，効果の期待できる菌種の選択や重症度に応じた適切な治療選択をする必要があると考えられる．

4．難治性下痢症の診断と腸内細菌叢再構築としての糞便微生物移植治療の効果

1）便グラム染色を用いた腸内細菌叢崩壊（Dysbiosis）の診断

便は通常は多種類の菌が存在しているため便培養は臨床では通常行われていないが，我々は腸内細菌叢・Dysbiosisを迅速に評価できる方法として便グラム染色を用いている[28]．重症患者の便グラム染色像を3つのパターンに分類して評価する．多種類の雑多な腸内細菌が視野を覆っているものを「健常パターン」，ある特定の細菌や真菌が優位に視野を覆っているものを「単純化パターン」，菌が視野からほとんど消失しているものを「消失パターン」とした．患者予後を比較すると，多臓器不全による死亡率は，「健常パターン」の6％と比較して「単純化パターン」は52％，「消失パターン」は64％と有意に高率であった（$p<0.05$）．白血球貪食像を含めた便グラム染色を用いた鑑別診断を示す[29]（Fig. 4）．

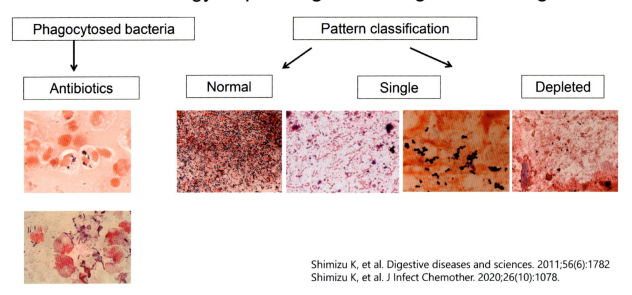

Fig. 4 便グラム染色を用いた鑑別診断
便グラム染色で，白血球貪食像の場合は貪食像に応じた抗菌薬の投与を考慮する．菌のみの場合はパターン分類を用いて，細菌叢の崩壊しているSingle（単純化）パターンやDepleted（消失）パターンではシンバイオティクスや抗菌薬の介入を検討する．健常パターンでは，経腸栄養を一律中止にしない．（文献28，29より引用）

2）難治性下痢症に対する糞便微生物移植

クロストリジオイデス・ディフィシル感染症（Clostridioides difficile infection：CDI）は，欧米では重篤な医療関連感染である．糞便微生物移植（FMT：fecal microbiota transplantation）は，10日以上の抗菌薬を使用しても再発性のCDIに対して便移植を行ったところ，既存のバンコマイシン治療よりも有意差を持って寛解したことが報告されている[30]．欧米のガイドラインにおいても繰り返すCDIに対してFMTが推奨されている[31]．日本は難治性のCDI患者が少ないが[32]，CDIの中でも難治性の症例は，FMTを行うことによって腸内細菌叢の多様性が回復し，症状が有意に改善したことが本邦でも報告されている[33]．非CDIでも崩壊した腸内細菌叢を再構築することで難治性の下痢症例が改善した報告がなされていることから[34]，CDI症例だけではなく，非CDI症例でも，腸内細菌叢を再構築することで下痢を改善させる可能性がある[35]．当センターでもFMTの臨床研究を行っている（jRCTs051220110）．

5．まとめ

- 重症患者の腸内細菌叢は，早期より崩壊しDysbiosisの状態となっている．腸内細菌叢・Dysbiosisは，感染合併症や予後と関連している．
- プロバイオティクス・シンバイオティクス治療は，腸内細菌叢を維持することで，下痢・人工呼吸器関連肺炎などの感染合併症の予防効果が期待される．
- 今後，腸内細菌叢の維持もしくは再構築する腸管内治療の発展が望まれる．

文　献

1) Rudd KE, Johnson SC, Agesa KM, et al. Global, regional, and national sepsis incidence and mortality, 1990-2017：analysis for the Global Burden of Disease Study. Lancet. 2020；395（10219）：200-11.
2) Sepsis. World Health Organization.［Available from：https://www.who.int/news-room/fact-sheets/detail/sepsis.
3) Oami T, Imaeda T, Nakada TA, et al. Temporal trends of medical cost and cost-effectiveness in sepsis patients：a Japanese nationwide medical claims database. J Intensive Care. 2022；10（1）：33.
4) 大須賀章倫，小倉裕司，中島紳史，他．重症外傷による免疫反応　自然免疫系と獲得免疫系による制御バランス．日本救急医学会雑誌．2013；24（4）：181-91.
5) Shimizu K, Ojima M, Ogura H. Gut microbiota and probiotics/synbiotics for modulation of immunity in critically ill patients. Nutrients. 2021；13（7）：2439.
6) Clark JA, Coopersmith CM. Intestinal crosstalk：A new paradigm for understanding the gut as the "motor" of critical illness. Shock. 2007；28（4）：384-93.
7) Shimizu K, Ogura H, Goto M, et al. Altered gut flora and environment in patients with severe SIRS. J Trauma. 2006；60（1）：126-33.
8) Yamada T, Shimizu K, Ogura H, et al. Rapid and sustained long-term decrease of fecal short-chain fatty acids in critically ill patients with systemic inflammatory response syndrome. J Parenter Enteral Nutr. 2015；39（5）：569-77.
9) Ojima M, Motooka D, Shimizu K, et al. Metagenomic analysis reveals dynamic changes of whole gut microbiota in the acute phase of intensive care unit patients. Dig Dis Sci. 2015；61（6）：1628-34.
10) Petersen C, Round JL. Defining dysbiosis and its influence on host immunity and disease. Cell Microbiol. 2014；16（7）：1024-33.
11) Shimizu K, Hirata H, Tokuhira N, et al. Dysbiosis of gut microbiota in patients with severe COVID-19. Acute Med Surg. 2024；11（1）：e923.
12) Shimizu K, Ogura H, Hamasaki T, et al. Altered gut flora are associated with septic complications and death in critically ill patients with systemic inflammatory response syndrome. Dig Dis Sci. 2011；56（4）：1171-7.
13) Peled JU, Gomes ALC, Devlin SM, et al. Microbiota as predictor of mortality in allogeneic hematopoietic-cell transplantation. N Engl J Med. 2020；382（9）：822-34.
14) Rayes N, Seehofer D, Hansen S, et al. Early enteral supply of lactobacillus and fiber versus selective bowel decontamination：A controlled trial in liver transplant recipients. Transplantation. 2002；74（1）：123-7.
15) Sugawara G, Nagino M, Nishio H, et al. Perioperative synbiotic treatment to prevent postoperative infectious complications in biliary cancer surgery：A randomized controlled trial. Ann Surg. 2006；244（5）：706-14.
16) Chowdhury AH, Adiamah A, Kushairi A, et al. Perioperative probiotics or synbiotics in adults undergoing elective abdominal surgery：a systematic review and meta-analysis of randomized controlled trials. Ann Surg. 2020；271（6）：1036-47.
17) 清水健太郎，小倉裕司，後藤美紀，他．SIRS患者における腸内細菌叢，腸内環境の変化とシンバイオティクス療法の有効性．日本救急医学会雑誌．2006；17（12）：833-44.
18) Shimizu K, Ogura H, Goto M, et al. Synbiotics decrease the incidence of septic complications in patients with severe SIRS：A preliminary report. Dig Dis Sci. 2009；54（5）：1071-8.
19) Shimizu K, Yamada T, Ogura H, et al. Synbiotics modulate gut microbiota and reduce enteritis and ventilator-associated pneumonia in patients with sepsis：A randomized controlled trial. Crit Care. 2018；22（1）：239.
20) Batra P, Soni KD, Mathur P. Efficacy of probiotics in the prevention of VAP in critically ill ICU patients：An updated systematic review and meta-analysis of randomized control trials. J Intensive Care. 2020；8：81.
21) Shimizu K, Hirose T, Ogura H. Efficacy of probiotics in the prevention of diarrhea in ventilated critically ill ICU patients：Meta-analysis of randomized control trials. J Intensive Care. 2021；9（1）：62.
22) Darbandi A, Mirshekar M, Shariati A, et al. The effects of probiotics on reducing the colorectal cancer

surgery complications: A periodic review during 2007-2017. Clin Nutr. 2020; 39 (8): 2358-67.
23) Sato Y, Kujirai D, Emoto K, et al. Necrotizing enterocolitis associated with *Clostridium butyricum* in a Japanese man. Acute Med Surg. 2018; 5 (2): 194-8.
24) Besselink MG, van Santvoort HC, Buskens E, et al. Probiotic prophylaxis in predicted severe acute pancreatitis: A randomised, double-blind, placebo-controlled trial. Lancet. 2008; 371 (9613): 651-9.
25) Sheldon T. Dutch probiotics study is criticised for its "design, approval, and conduct". BMJ. 2010; 340: c77.
26) Asahara T, Takahashi M, Nomoto K, et al. Assessment of safety of *Lactobacillus* strains based on resistance to host innate defense mechanisms. Clin Diagn Lab Immunol. 2003; 10 (1): 169-73.
27) Manzanares W, Lemieux M, Langlois PL, et al. Probiotic and synbiotic therapy in critical illness: A systematic review and meta-analysis. Crit Care. 2016; 19: 262.
28) 清水健太郎, 小倉裕司, 朝原崇, 他. 便グラム染色のパターン分類とその有用性 腸内細菌叢の迅速診断. Medical Technology. 2011; 39 (10): 1091-5.
29) Shimizu K, Takahashi A, Motooka D, et al. Fecal Gram staining of phagocytosed bacteria to differentiate methicillin-resistant *Staphylococcus aureus*: A case report. J Infect Chemother. 2020; 26 (10): 1078-81.
30) van Nood E, Vrieze A, Nieuwdorp M, et al. Duodenal infusion of donor feces for recurrent *Clostridium difficile*. N Engl J Med. 2013; 368 (5): 407-15.
31) McDonald LC, Gerding DN, Johnson S, et al. Clinical practice guidelines for *Clostridium difficile* infection in adults and children: 2017 update by the Infectious Diseases Society of America (IDSA) and Society for Healthcare Epidemiology of America (SHEA). Clin Infect Dis. 2018; 66 (7): 987-94.
32) Yamagishi Y, Mikamo H. [Recent epidemiology of *Clostridium difficile* infection in Japan]. Jpn J Antibiot. 2015; 68 (6): 345-58.
33) 阿曽沼邦央, 黒木優一郎, 猪聡志, 他. 重症難治性*Clostridium difficile*感染症に対して便移植 (fecal microbiota transplantation) が著効した1例. 日本消化器病学会雑誌. 2016; 113 (1): 55-62.
34) Wurm P, Spindelboeck W, Krause R, et al. Antibiotic-associated apoptotic enterocolitis in the absence of a defined pathogen: The role of intestinal microbiota depletion. Crit Care Med. 2017; 45 (6): e600-e6.
35) Alagna L, Haak BW, Gori A. Fecal microbiota transplantation in the ICU: Perspectives on future implementations. Intensive Care Med. 2019; 45 (7): 998-1001.

質疑応答 [座長:松本 敏 (ヤクルト本社中央研究所)]
座長: 清水先生, ありがとうございました. 大変面白い発表だったと思います. 前半のほうは, 先生のフィールドである重症病態の患者さんの腸内細菌叢が劇的に変わってしまっていると. 偏性嫌気性菌が非常に減ってしまって, それが死に至る境目になっているのだろうと. その根幹にあるのは, もしかすると免疫系が働き過ぎたために疲弊してしまって, Tregを主体とするような免疫応答になっていることがその要因かもしれないということが, 前半のお話だったと思います.

後半のほうは, 先生が新しく, こういった重症の患者さんに対してFMTを行うことによって, 下痢が改善されて, Tregのレベルなども減ってくるというようなお話だったと思います. 臨床での治療の難しさというものを, 我々が知ることができた機会であったと思います. フロアからご質問があれば, どうぞ.

新藏 (東京大学): 東大の新藏です. 大変, 先生のお仕事に感銘を受けました. 集中治療室で腸内細菌に着目して治療をされるというのは, 本当に先進的だと思いました. 昔は, 誰かれ構わず, 術前にintravenous injection (i.v.) で抗生剤を投与していたと思うのですが, 今はそれをやめていますよね. 多分, 集中治療室でも, しようがなくi.v.で抗生剤を投与しなければいけないということがあると思うのですけれども, i.v.された抗生物質の腸内細菌に対する効果というのを, もし先生がご存じだったら教えていただきたいと思いました.

清水: ありがとうございます. 病日と菌叢の関係というのは見ておりまして, 大体1日目から変化し始めて, 5日目がピークになりますので, 5日以内であればピークの手前になります. 抗生物質の違いは, カルバペネムとそれ以外

というので見ているのですが，カルバペネムのほうが有意に変化するという結果が出ていますので，カルバペネムを使うなら，できるだけ短めに使うという形がよいのかなというように思います．

新藏： それは全部静注ですか．

清水： そうです．静脈注射ですね．

新藏： 静注でも，腸内細菌叢は大きく変化すると．

清水： おっしゃるとおりです．内服だけではなくて，静脈注射でも腸内細菌にかなり大きな影響が及んでいます．

新藏： どうもありがとうございました．

座長： そのほかにございますか．

黄（台湾）： すばらしく，そしてまた実践的なお話をありがとうございます．台湾から参りました黄です．1つ質問なのですが，例えば虚血性の腸ですとか，あるいは血行動態が不安定な患者といった場合，こういった患者においては，実際に最もシンバイオティクスの治療法が有効なのはいつなのでしょうか．

清水： できるだけ早く投与するほうが良いのではないかと考えています．我々におきましては，シンバイオティクスの投与は72時間，つまり入院後72時間以内にやると．そうでないと，実際に腸内細菌叢が変わってくることがあります．ですから，変化する前に行うほうが，実際に腸内細菌叢の維持には重要だと思います．

黄： そうであれば，何かマーカーとか，データなど，実際に治療効果を観察，検査するものはありますか．

清水： 1つのやり方として，実際に細菌のグラム染色を行っています．グラム染色は簡単にベッドサイドで行えます．技術員のほうでこの解析を行うことができます．そうでなければ，培養というのは非常に難しいと思うのです．特に例えば嫌気性菌ということになると難しくなりますので，グラム染色というのは簡単ですし，それから白血球など，たくさんの情報を取ることができます．そういった形で評価できるかと思います．ありがとうございます．

早川（日大）： 日大微生物の早川と申します．大変貴重な話をありがとうございました．私どもも臨床の先生と一緒にFMTを考えているのですが，そこでどうしても話が挙がってきますのは，特に今回，先生がお示しになりましたfresh preparedのdonerから持ってきた場合に，それによる安全性と申しますか，感染のリスクをどうしても言う人がいまして，なかなか進まないところがあるのですけれども，特にある程度慢性で落ち着いた人はともかく，非常に急性期にあったり，重篤なimmune-compromisedであったりする人に対しては，臨床の先生，特に倫理委員会等がなかなかOKしてくれないのですけれども，それはどのように持っていったらいいとか，何かお考えがあればお教えください．

清水： ありがとうございます．おっしゃるとおりでして，特定臨床研究においては，除外基準で好中球が500以下の症例などは除くようにしたり，明らかな免疫不全の人は除くようにしたりというのが1つ目です．

もう1つは，通常500ccぐらいの糞便を投与するのですけれども，我々の所は200〜300ccということで，ちょっと少なめに投与して，まずは重症患者さんへの安全性というのを見るということで，ご許可を頂いているという経緯です．

早川： ありがとうございます．

座長： いろいろあろうかと思いますけれども，時間がございませんので，このセッションは終わりにしたいと思います．最後に，清水先生に拍手をお願いいたします．ありがとうございました．

講演4．ロタウイルスの制御―腸内細菌叢と経口ワクチンの有効性

Vanessa C Harris

Amsterdam University Medical Center,
location Amsterdam Medical Center,
University of Amsterdam, the Netherlands

要　約

　ロタウイルス（*Rotavirus*；RV，二本鎖RNAウイルス）ワクチンの導入により下痢による入院や死亡率が世界中で減少したことは言うまでもないが，RV感染症の負荷が最も大きいアフリカやアジアの低中所得国では，RVワクチンの有効性がかなり低いことが示されている．この防御効果の低下については，共投与される経口ポリオワクチンによる干渉や，組織血液型抗原の型，母親由来の抗体価が高いことによる二次的な免疫抑制など，多くの仮説がある．腸内微生物叢も，高所得層と低所得層におけるRVワクチンの有効性の違いを説明するのに役立つ可能性がある．本講演では，細菌およびウイルスといった腸内微生物叢が，RVワクチンの免疫原性の決定に果たす潜在的な役割を評価するためのトランスレーショナルなアプローチを取り上げる．マウスを用いた研究は，腸内細菌叢の構成とRV感染との関連を支持する．アフリカとアジアにおける後ろ向きケースコントロール疫学研究では，地域に依存するものの，腸内細菌叢の構成とRVワクチンの免疫原性が相関する．また，ガーナ農村部の低所得層では，RVワクチンの免疫原性と真核生物ウイルス叢の構成が相関する．最後に，特定の腸内細菌叢の前向きの制御により，抗RV IgAの絶対的な力価にはいずれの時点においても影響はないものの，RVワクチンの初期の免疫原性が増強され，RVワクチン由来の弱毒ウイルスの排出が促進されるという，オランダでの成人ボランティア研究からのエビデンスを紹介する．これらの知見は，低所得層においてRVワクチンの有効性が低い原因として，腸内微生物叢が見過ごされてきた可能性を示し，RVワクチンの免疫原性の改善に向けた腸内微生物叢への介入を検討する根拠を与える．

1．背　景

　下痢は，世界で小児の死因の第3位となっており，年間50万人以上が死亡している[1]．二本鎖RNAウイルスであるRVは，5歳未満の幼児や5歳以上の児童の下痢による死亡の第1位となっている[2,3]．現行のRVワクチンは生きているウイルスを弱毒化した経口生ワクチンで，2006年に使用が認可され，2020年には日本を含む120カ国以上で導入されている[4]．世界的なRVワクチンの導入により，RVによる死亡者数は劇的に減少したが，RVワクチン導入後も，RVは低・中所得環境における下痢による入院と死亡の原因の第1位となっている[5]．RV感染症による負荷が絶えないのは，低・中所得の国々におけるRVウイルスの有効性が低いためである可能性がある．2009年から2016年までのRVワクチンの有効性に関するメタアナリシスで

は，重度のRV胃腸炎に対する有効性はわずか45-58%であるのに対し，子供の死亡率が低い環境では83-85%であることが示されている[6]．この有効性の差の背景には，低所得環境での感染力の高さ，母親由来抗体の影響，他のワクチンとの同時接種など，複数の因子がある可能性がある[7,8]．

　腸内細菌叢は，発育途上にある乳児の免疫系を形成する上で極めて重要であり，栄養吸収，代謝，腸管のバリア機能の完全性，病原体からの防御などにおいて多様な役割を担っている[9]．また，腸内細菌叢の構成には，地理的・社会経済的環境によって著しい差がある[10,11]．そこで我々は，腸内細菌叢がRVワクチンの免疫原性と防御の重要な調節因子であるか解明すること，また，RVワクチンの有効性が地理的・社会経済的環境によって異なることを説明するか興味を持った．

2．腸内細菌叢とRVワクチンの有効性の関連性

　我々やその他の研究者は，腸内細菌叢の構成がRVワクチンの免疫原性に関連するかどうかを評価するために，様々な地域での実地研究を実施してきた．これらの研究は，抗生物質の投与，フラジェリンおよびセグメント細菌（segmented filamentous bacteria；SFB）がマウスRV複製に関連するというマウスモデルを基礎としている[12-14]．ヒトを対象とした研究では，様々な地理的環境によって様々な腸内細菌叢の評価方法を採用してきており，腸内細菌叢の多様性や構成とRVウイルスセロコンバージョン（一般的に抗RV IgA＞20 IU/mLと定義）の相関にはばらつきが認められる[15]．

　我々のグループは，パキスタンとガーナにおいて，腸内細菌叢やウイルス叢とRVワクチンの免疫原性との関連を評価した[16-18]．糞便中腸内細菌叢の構成は，両研究においてRVワクチンによるセロコンバージョンと有意に相関していた．小規模なコホート内マッチドケースコントロール研究において，パキスタンのRVワクチンのレスポンダー乳児（生後6週間）10名，パキスタンのRVワクチンのノンレスポンダー乳児（生後6週間）10名，オランダの健常乳児10名の，ワクチン接種前の腸内細菌叢の構成を比較した．RVワクチンの有効性は，Serratia属菌やEscherichia coliを含むProteobacteria門の細菌の占有率の高さと相関していた[16]．これらのProteobacteria門細菌の占有率は，パキスタンのRVワクチンのノンレスポンダーと比較して，オランダの乳児で有意に多かった．これと並行して，ガーナでは，ガーナの乳児78人［RVワクチンのレスポンダー（セロコンバージョンあり）乳児39名とRVワクチンのノンレスポンダー（セロコンバージョンなし）乳児39名］について解析した．

　また，我々は，これらのガーナの乳児と年齢を一致させたオランダの乳児（レスポンダー）を比較した．全体的な腸内細菌叢の構成は，RVワクチンのレスポンダーとノンレスポンダーの間で有意に異なっており（False discovery rate；FDR, 0.12），ガーナのレスポンダーは，ノンレスポンダーよりもオランダの乳児と類似していた（P = 0.002）．RVワクチンの有効性は，Streptococcus bovisの占有率の増加とBacteroidetes門の占有率の減少に相関しており，ガーナのRVワクチンのレスポンダーとノンレスポンダーとの比較（FDR, 0.008 vs 0.003）でも，オランダの乳児とガーナのノンレスポンダーとの比較（FDR, 0.002 vs 0.009）でも認められた[18]．興味深いことに，enterobacteria（Proteobacteria門の細菌を含む）のBacteroidetes門の細菌に対する比率も，パキスタンでの研究結果[18]と同様に，ガーナのRVワクチンのノンレスポンダー乳児よりもオランダの乳児の方が有意に高かった（P < 0.01）．RVワクチンの有効性とこれらの細菌との関連は，ガーナの乳児122人を対象としたより大きなコホートでも確認された[17]．しかし，これらの知見は，インドとマラウイにおけるRVワクチンの免疫原性と腸内細菌の構成の幅広い相関性を見出したこれまでの一連の研究で得られた，細菌の多様性がRVワクチンの免疫原性の低さと相関するという結果と一致しない[8,19]．

　次に，他の微生物叢の構成がRVワクチンの有効性と関連するかどうかを解明することに着目した．経口

ポリオワクチン投与がRVワクチンの免疫原性に負の作用を及ぼす[20,21]ことから，腸内ウイルス叢に強い関心を持った．RVワクチン同様に経口ポリオワクチンも弱毒化した生ウイルスを含んでいることから，真核生物への同時感染がRVワクチン株の複製とRVワクチンによる免疫誘導を制限する可能性がある．この仮説を検証するために，ガーナの乳児122人から経時的に採取した糞便サンプルでバイアスのないメタゲノムシーケンスを行い，ウイルス叢のいくつかの構成ウイルスがRVワクチンの免疫原性の抑制と有意に相関し，ウイルスの有効性の減弱を説明しうることを見出した[17]．*Enterovirus B*，*Cosavirus A*，およびファージの豊富さは，RVワクチンのセロステータスと負の相関を示した．現在，我々はヒト腸管モデルおよびマウスモデルを用いて，*Enterovirus B*とRVワクチン株の同時感染が，RVワクチン株の複製と免疫誘導を制限するかどうかについて研究を行っている．

3．RVワクチンの有効性を向上するための腸内細菌叢の調節

　最後に，腸内細菌叢の変化や調節によってRVワクチンの有効性が向上するかどうかを解明することに着目した．この目的を達成するために，成人63人に抗生物質を用いて腸内細菌叢を調節し，引き続きRVワクチン接種する，前向き無作為化の原理実証試験を実施した．被験者は，広域抗生物質（シプロフロキサシン，メトロニダゾール，バンコマイシン）投与群，狭域抗生物質（バンコマイシン）投与群，抗生物質無投与群に無作為に割り付けられた．試験結果は，RVワクチン株の糞便中への排出量および抗RV IgA応答の変化であった．投与前の抗RV IgAはすべての被験者で高値であった．抗生物質は抗RV IgAの絶対的な力価には影響しなかったが，狭域抗生物質投与群では，ワクチン投与7日後の免疫原性が増強された．さらに，抗生物質はRVの糞便中への排出量を増加させ，腸内細菌叢のβ多様性を急速に変化させた．β多様性は7日目のRVワクチン免疫原性の上昇には関連性が認められた．この研究により，腸内細菌叢の変化がRVワクチンに対する免疫反応を変化させることが示され，RVワクチンの免疫原性を改善するための腸内細菌叢の操作のさらなる研究が支持された[22]．

　現在，腸内細菌の代謝産物がRVワクチンの糞便からの排出量と免疫原性に影響するか明らかにするため，上述のヒトボランティア試験の腸内細菌叢の評価を行っている．私たちは，RVの複製が腸内細菌の代謝物と腸管粘膜免疫との三角関係によって制御されているという仮説を立てている[23]．標的である短鎖脂肪酸の測定と並行して，糞便中代謝物を同定するために2つの逆相超高速液体クロマトグラフィータンデム質量分析（RP-UPLC/MS/MS）法を用いた．同時に，RVワクチンの有効性に関連する代謝産物をゲノム情報から特徴づけるために，腸内細菌叢のディープメタゲノムシーケンスを行った．続いて，RVワクチン株の複製の変化を評価するために，これらの代謝産物をヒト腸管オルガノイドRV感染モデルで評価した．

4．おわりに

　結論として，予防接種にRVワクチンが広く導入されているにもかかわらず，RVの罹患率と死亡率は依然として世界の人々の健康を脅かしている．致死的な疾病の負荷が極めて高い低・中所得国において，現在のRVワクチンの有効性を改善する新たなアプローチが必要とされている．地理的環境によってかなりの相違や矛盾があるが，RVワクチンの免疫原性は腸内細菌叢の多様性や構成と関連している．腸内ウイルス叢（特に生後6週でのRVワクチン接種と同時のエンテロウイルス感染）は，RVワクチンの有効性を制限する可能性があり，低・中所得の国々におけるRVワクチンの有効性の減弱を説明しうる．腸内細菌叢の調節は，RVワクチンの有効性を向上させるための新たな手段となるかもしれない．抗生物質による調節は，健常成

人のRVウイルス株の排出と効果の増強に影響する．最後に，細菌の代謝産物はRVウイルス株の複製を改善し，低・中所得国におけるRVウイルスの有効性の改善への道を開く可能性がある．

5．謝辞

第31回腸内フローラシンポジウムにおいて，研究を紹介する機会を与えてくれたことに大いに感謝する．

文　献

1) World Health Organization, "Child mortality（under 5 years）"（WHO, Geneva, 2022）；https：//www.who.int/news-room/fact-sheets/detail/levels-and-trends-in-child-under-5-mortality-in-2020.
2) C. Troeger, B. F. Blacker, I. A. Khalil, et al, Estimates of the global, regional, and national morbidity, mortality, and aetiologies of diarrhoea in 195 countries：A systematic analysis for the Global Burden of Disease Study 2016. Lancet Infect Dis 18, 1211-1228（2018）.
3) GBD 2019 Collaborators, et al, Global burden of 369 diseases and injuries in 204 countries and territories, 1990–2019：A systematic analysis for the Global Burden of Disease Study 2019. Lancet Lond Engl 396, 1204-1222（2020）.
4) IVAC, Rotavirus Vaccine（Rota）Introduction and Use, Rotavirus Vaccine（Rota）Introduction and Use. https：//view-hub.org/vaccine/rota.
5) A. L. Cohen, J. A. Platts-Mills, T. Nakamura, et al, Aetiology and incidence of diarrhoea requiring hospitalisation in children under 5 years of age in 28 low-income and middle-income countries：Findings from the Global Pediatric Diarrhea Surveillance network. Bmj Global Heal 7, e009548（2022）.
6) C. L. Jonesteller, E. Burnett, C. Yen, J. E. Tate, U. D. Parashar, Effectiveness of rotavirus vaccination：A systematic review of the first decade of global postlicensure data, 2006–2016. Clin Infect Dis 65, 840-850（2017）.
7) E. P. Parker, S. Ramani, B. A. Lopman, J. A. Church, M. Iturriza-Gmara, A. J. Prendergast, N. C. Grassly, Causes of impaired oral vaccine efficacy in developing countries. Future Microbiol 13, 97-118（2018）.
8) E. P. K. Parker, C. Bronowski, K. N. C. Sindhu, et al, Impact of maternal antibodies and microbiota development on the immunogenicity of oral rotavirus vaccine in African, Indian, and European infants. Nat Commun 12, 7288（2021）.
9) S. V. Lynch, O. Pedersen, The human intestinal microbiome in health and disease. N Engl J Med 375, 2369-2379（2016）.
10) T. Yatsunenko, F. E. Rey, M. J. Manary, et al Human gut microbiome viewed across age and geography. Nature 486, 222-227（2012）.
11) S. Subramanian, S. Huq, T. Yatsunenko, et al, Persistent gut microbiota immaturity in malnourished Bangladeshi children. Nature 510, 417-421（2015）.
12) R. Uchiyama, B. Chassaing, B. Zhang, A. T. Gewirtz, Antibiotic treatment suppresses rotavirus infection and enhances specific humoral immunity. Journal of Infectious Diseases 210, 171-182（2014）.
13) B. Zhang, B. Chassaing, Z. Shi, et al, Prevention and cure of rotavirus infection via TLR5/NLRC4-mediated production of IL-22 and IL-18. Science 346, 861-865（2014）.
14) Z. Shi, J. Zou, Z. Zhang, X. Zhao, J. Noriega, B. Zhang, C. Zhao, H. Ingle, K. Bittinger, L. M. Mattei, A. J. Pruijssers, R. K. Plemper, T. J. Nice, M. T. Baldridge, T. S. Dermody, B. Chassaing, A. T. Gewirtz, Segmented filamentous bacteria prevent and cure rotavirus infection. Cell, 1-29（2019）.
15) V. C. Harris, The significance of the intestinal microbiome for vaccinology：From correlations to therapeutic applications. Drugs 78, 1063-1072（2018）.
16) V. Harris, A. Ali, S. Fuentes, K. Korpela, M. Kazi, J. Tate, U. Parashar, W. J. Wiersinga, C. Giaquinto, C. de

Weerth, W. M. D. Vos, Rotavirus vaccine response correlates with the infant gut microbiota composition in Pakistan. Gut Microbes 3, 1-9（2017）.
17) A. H. Kim, G. Armah, F. Dennis, L. Wang, R. Rodgers, L. Droit, M. T. Baldridge, S. A. Handley, V. C. Harris, Enteric virome negatively affects seroconversion following oral rotavirus vaccination in a longitudinally sampled cohort of Ghanaian infants. Cell Host Microbe 30, 110-123 e5（2022）.
18) V. C. Harris, G. Armah, S. Fuentes, K. E. Korpela, U. Parashar, J. C. Victor, J. Tate, C. de Weerth, C. Giaquinto, W. J. Wiersinga, K. D. C. Lewis, W. M. D. Vos, Significant correlation between the infant gut microbiome and rotavirus vaccine response in rural Ghana. Journal of Infectious Diseases 215, 34-41（2017）.
19) E. P. K. Parker, I. Praharaj, A. Zekavati, R. P. Lazarus, S. Giri, D. J. Operario, J. Liu, E. Houpt, M. Iturriza-Gómara, B. Kampmann, J. John, G. Kang, N. C. Grassly, Influence of the intestinal microbiota on the immunogenicity of oral rotavirus vaccine given to infants in south India. Vaccine 36, 264-272（2018）.
20) D. E. Velasquez, U. Parashar, B. Jiang, Decreased performance of live attenuated, oral rotavirus vaccines in low-income settings：Causes and contributing factors. Expert review of vaccines 17, 145-161（2018）.
21) M. Taniuchi, J. A. Platts-Mills, S. Begum, M. J. Uddin, S. U. Sobuz, J. Liu, B. D. Kirkpatrick, E. R. Colgate, M. P. Carmolli, D. M. Dickson, U. Nayak, R. Haque, Jr. P. A. W., E. R. Houpt, Impact of enterovirus and other enteric pathogens on oral polio and rotavirus vaccine performance in Bangladeshi infants. Vaccine 34, 3068-3075（2016）.
22) V. C. Harris, B. W. Haak, S. A. Handley, B. Jiang, D. E. Velasquez, B. L. Hykes, L. Droit, G. A. M. Berbers, E. M. Kemper, E. M. M. van Leeuwen, M. B. van Hensbroek, W. J. Wiersinga, Effect of antibiotic-mediated microbiome modulation on rotavirus vaccine immunogenicity：A human, randomized-control proof-of-concept trial. Cell Host Microbe 24, 197-207.e4（2018）.
23) N. I. Wirusanti, M. T. Baldridge, V. C. Harris, Microbiota regulation of viral infections through interferon signaling. Trends Microbiol, doi：10.1016/j.tim.2022.01.007（2022）.

質疑応答［座長：八村　敏志（東京大学）］
座長：　Harris先生，興味深いご講演をありがとうございました．最初に，ロタウイルス感染症がいかに世界の子どもたちにとって重大であるかということをご紹介いただいた後，必ずしもワクチンの有効性が高くなくて，そのことが課題であるということをご紹介いただいて，マイクロバイオーム，それからバイロームのほうも非常に興味深いデータをご紹介いただきました．その後は，抗生剤を狭域と広域，それから両方とも投与したときの結果の違いについて詳細にご紹介いただきました．その中では，抗生剤とともにトリプトファンの代謝物と相関があること，それらがヴァイロ・シェディングとか，そういう有効性に影響しているのではないかということを示唆するような結果もご紹介いただきました．それでは，フロアからご質問，ご意見などがございましたら，いかがでしょうか．
Sunny（南洋理工大学）：　シンガポールのSunnyです．微生物叢，ウイルス叢，真菌叢間の相互作用を見られましたか．また，ウイルスとバクテリアの間には多くの相互作用がありますが，そのほかの相互作用についても何か見られましたか．
Harris：　私たちはファージと細菌叢の異なる生物界間での回帰分析を実施しました．その相互作用を見たところ，幾つかの関連性を認めました．内部転写領域解析（ITS）も行いました．真菌を見て，大きな真菌のブルームがあるかと思ったのですが，後者のグループでそれほど大きな差はありませんでした．それはヒトのボランティアを対照にしましたので，サンプリング方法の問題なのかもしれません．
Sunny（南洋理工大学）：　メタゲノムのショットガンについても実施されていますか．
Harris：　大量の16sのITSを，それぞれの叢で実施しました．
A氏：　非常に面白いご講演をありがとうございました．相関関係ということで，以前にこのウイルスに感染している場合と，免疫原性がある場合，それから，小児のワクチンを提供する場合ですが，以前に感染しているかどうかで効果が違うのでしょうか．

Harris: 非常に面白いご質問をいただきました．これに答えることは非常に難しいです．ロタウイルスの複製，増殖ですが，これが腸管で起こったことでないと実際に干渉が起こっているかどうかワクチンを投与したときに分からないのです．つまり，このワクチンでロタウイルスの量が実際に下がったかどうか分からないのです．

A氏: ということは，ワクチンによって増殖あるいは複製が阻害されないのかと思ったわけです．

Harris: 非常に面白いと思います．ワクチンのプログラムから学んだことがあります．ワクチンを打つときに全てを行わないといけないということが分かりました．そうでないと，ワクチンをある一定に設定して提供しなければなりません．そうしないと，このプロバイオティクスあるいは*Lactobacillus*，あるいは亜鉛をワクチンの前に投与することによって，解析が難しくなります．また，リソースも16週の用量ということで限られています．でも，今おっしゃっていただいたアイディアはいいと思います．

座長: 私からも質問なのですが，キヌレニンのパスウェイがロタウイルス感染に関連しているのかもしれません．その効率にも影響があるのかもしれませんが，そのほかの要因というのはありますか．IgA抗体というのはあまり関連性がなかったようなのですが，そのほかの応答でマイクロバイオームとワクチンの有効性を関連付けるほかの要因はありますか．

Harris: 幾つかの仮説があるかと思います．我々は長鎖脂肪酸の影響についても検討しています．マイクロバイオームは大変複雑なストーリーだと思うのですが，幾つかの関連性がこのウイルスの相互作用とその代謝産物の相互作用というものがあって，いろいろな可能性が今後は出てくるかと思います．

座長: では，ちょうど時間になりましたので，Harris先生にもう一度拍手をお願いいたします．Harris先生，ありがとうございました．

講演5．HIV感染者における腸内細菌叢について

四柳　宏，石坂　彩，古賀道子

東京大学医科学研究所

要　旨

　ヒト免疫不全ウイルス（Human Immunodeficiency Virus：HIV）に感染すると急性期にCD4＋ Tリンパ球の多くが失われ，腸管粘膜面での影響が最も大きいことが知られている．これにより腸管透過性が亢進し（Leaky Gut），腸内から血液に移動した微生物は慢性炎症の原因となる．この現象が抗HIV療法によってどう変化するか，HIV非感染者と違いがあるかどうかに私たちは関心を持って検討を続けている．

　われわれは，HIV感染患者における腸内細菌叢の組成変化と慢性炎症におけるその役割について検討した．その結果，CD4数が低い患者の腸内細菌叢は，感染していない対照群と比較してα多様性が減少していることが観察された．CD4が回復すると，α多様性は回復したが，細菌組成のグループ間非類似性は患者と非感染対照の間で変化しなかった．

　HIV感染者は他の感染症にしばしば感染するが，その際に免疫動態・腸内細菌叢に変化が見られると考えられる．今回A型肝炎に感染した際の腸内細菌叢の変化を調べてみた．Actinobacteriaが増加・Proteobacteriaが減少するパターンとBacteroidotaが増加・Proteobacteriaが減少する2つのパターンがあることが示唆された．

本　文

　日本におけるHIV感染者の約70％は男性間性交渉により感染すると考えられている．当施設においてはその割合は90％近い．今回私たちはこうしたMSM（men who have sex with men）における腸内細菌叢の特徴，それが様々な病態・治療によってどのように変化するかについて検討を行った．

(1) HIV感染症に関して

1．急性期の経過

　Fig. 1はHIVの経過をわかりやすく示したものである[1]．MSMが肛門性交でHIVに感染した場合，直腸粘膜下層を中心としたリンパ球に感染が起き，その領域のリンパ節を経て全身に感染が広がる．感染したリンパ球内でウイルスが増殖するとリンパ球はアポトーシスに陥り，急速に減少していく．

　腸管には体内のCD4＋ T細胞の大部分が集まり，HIVの主要な感染標的となっている．腸管で最初に減少するのはおもにinterleukin（IL）-17産生CD4リンパ球である．これにより腸管粘膜細胞のIntegrityが失われ，Leaky Gutの状態になる．腸内細菌のトランスロケーションが続くことによって慢性炎症を誘発していることが指摘されている[2]．

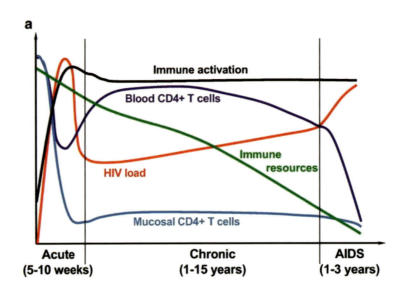

Fig. 1　HIV感染症の経過

2．HIV感染症慢性期の経過

　急性期のリンパ球減少はウイルスに対する免疫応答が働き，ウイルス増殖が抑えられることによりいったん止まる．しかしながら何の治療もなく経過観察された場合，次第にリンパ球数が減少し，やがて免疫不全に起因する疾患（AIDS指標疾患）を合併するようになる．これがAIDS（Acquired immunodeficiency Syndrome）である．Fig. 1に示す通り，初感染から10年余りでAIDSを合併する可能性がある．

3．抗ウイルス療法導入の効果

　現在の抗レトロウイルス療法（ART；antiretroviral treatment）は抗ウイルス効果も高く，副反応も少ないことからHIV感染症と診断されてから速やかに導入するのが原則となっている．こうした早期のART導入によりHIV感染者の寿命は非感染者と大きく変わらなくなってきている[3]．

4．ART導入後も慢性炎症が持続する

　早期のART導入によりCD4数は正常にまで戻り得る．ただし，腸管バリア機能の低下はART開始後も完全に修復されることはなく，腸内細菌のトランスロケーションが続くことによって慢性炎症を誘発していることが指摘されている[2]．

（2）ARTにより長期的に血中ウイルス量が抑制されている患者の細菌叢プロファイル

　そこで私たちは，ARTにより長期的に血中ウイルス量が抑制されている患者の細菌叢プロファイルと炎症状態との関連を解析した．東京大学医科学研究所附属病院に通院するHIV感染者109名ならびに健常人61名から便検体を採取した．HIV感染者は血中CD4細胞数を指標に3群に分けた．採取した便から細菌DNAを抽出後，イルミナ社の次世代シーケンサーMiSeqを用いて16S rRNAの配列を解読し，腸内細菌叢の解析を行った．

　Fig. 2に示すように腸内細菌叢を構成する菌種のα多様性（Diversity per sample）は，低CD4群（CD4数＜250cells/μL）の患者で健常人と比較して有意に低かった（Fig. 2左）．一方，高CD4群（＞500cells/μL）・中程度のCD4群（250-500cells/μL）の患者では健常人と同等のα多様性を示した[4]．

　菌種の組成の多様性を反映するβ多様性に関しては，健常人と同等のα多様性を示す高CD4群の患者でも，

講演5．HIV感染者における腸内細菌叢について

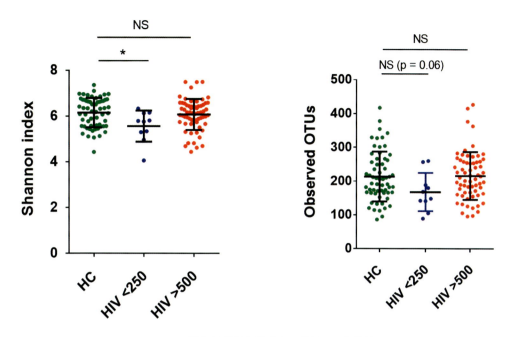

Fig. 2　腸内細菌叢を構成する菌種のα多様性

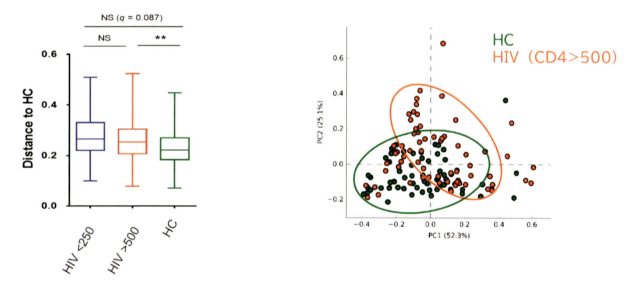

Fig. 3　腸内細菌叢を構成する菌種のβ多様性

腸内細菌叢を構成する菌種の組成は健常人と比べて有意に異なっていた（Fig. 3）.

実際の腸内細菌組成を（Fig. 4）に示す．群間比較解析ツールlinear discriminant analysis effect size（LEfSe）を用いてそれぞれの細菌の組成を比べたところ，HIV感染者では健常人と比較してNegativicutes綱・Coriobacteriia綱・Bacilli綱に属する細菌の増加と，Clostridia綱に属する細菌の減少が認められた.

Kyoto Encyclopedia of Genes and Genomes（KEGG）pathwayデータベースを用いた機能予測解析から，HIV感染者では炭水化物代謝に関する経路の減少が推測された．これは，腸管バリアの維持に重要な酪酸を産生するClostridia綱の減少を反映したものと考えられる．酸素に対する耐性の観点からは，HIV感染者でみられる腸内細菌叢の変化は偏性嫌気性菌の減少と通性嫌気性菌の増加と特徴づけられ，腸管バリアの低下

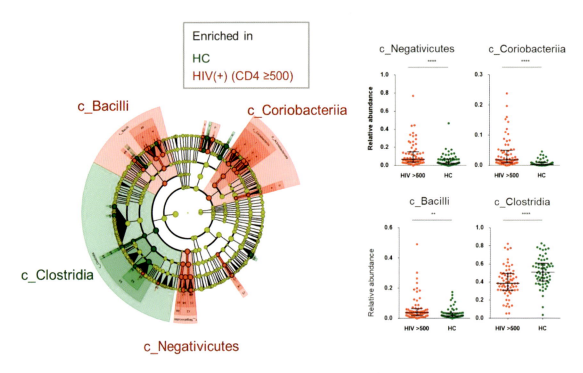

Fig. 4　HIV感染者と非感染者の腸内細菌組成

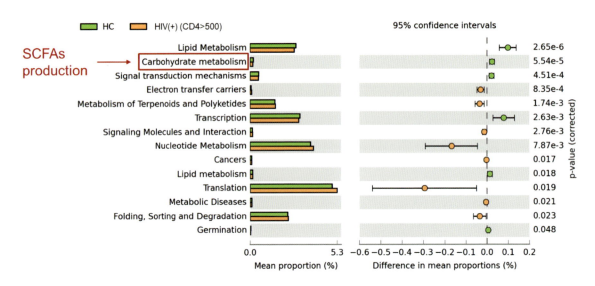

Fig. 5　HIV感染者の腸内細菌の機能解析

が示唆された．なお，便の性状，年齢，使用薬剤，治療年数には腸内細菌叢に有意な差はみられなかった（Fig. 5）．

　HIV感染者における腸内細菌叢の変化と慢性炎症との関連性を明らかにするため，患者の末梢血中のサイトカインおよびケモカインレベルを測定した．HIV感染者で増加していた菌のうちNegativicutes綱に属する細菌はグラム陰性菌であり，リポ多糖（lipopolysaccharide：LPS）を含む外膜構造を有している．HIV感染者において，この綱に属する複数の細菌分類群の存在量は，血漿中のinterferon（IFN）-γおよびIL-1βとの間に正の相関を示した．これは，IFN-γとIL-1βがLPSによって活性化されたマクロファージから誘導されるサイトカインであることと一致している．さらに，Bacilli綱のErysipelotrichaceae科やCoriobacteriia綱の

Atopobiaceae科など，HIV感染者で増加している菌種は，抗炎症性サイトカインであるIL-19およびIL-35のレベルと負の相関を示していた．これらの結果から，HIV患者の腸内細菌叢の変化が宿主の免疫バランスを炎症亢進性のTh1有意な環境に移行していることが示唆された（Fig. 6）．

（3）HIV感染者がA型肝炎に罹患した際の腸内細菌プロフィール[5]

A型肝炎は慢性化することのない感染症であるが，罹患後糞便中に長期にわたってウイルスを排泄する症例がある．ことにHIV感染者の場合はウイルスの排除が遅れる可能性がある．2018年にHIV感染者の間で世

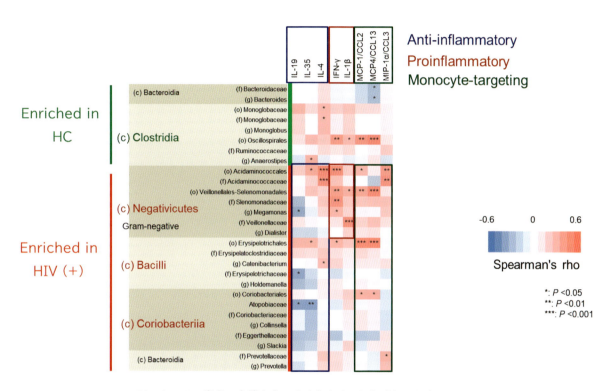

Fig. 6　HIV患者の末梢血中のサイトカインおよびケモカインレベル

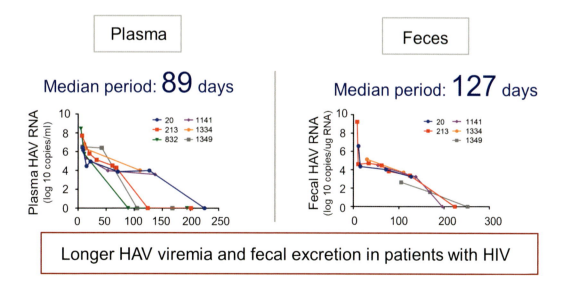

Fig. 7　A型肝炎合併HIV感染者の経過

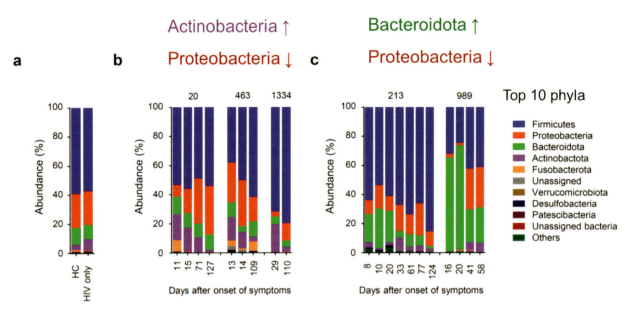

Fig. 8　腸内細菌叢の変化

界的にA型肝炎の大流行があった．当施設でもこの間経験した患者を長期に観察し，腸内細菌を含めて検討した．

肝機能の推移，血漿および糞便中でのHAVの検出結果をFig. 7に示す．すべての症例は抗レトロウイルス療法施行中でHIVのコントロールは良好であった．すべての症例で糞便中に発症後3ヶ月以上HAVの排泄が認められた．

これらの症例における腸内細菌叢の変化を調べた結果をFig. 8に示す．Actinobacteriaが増加・Proteobacteriaが減少するパターンとBacteroidotaが増加・Proteobacteriaが減少する2つのパターンがあるようである．直接臨床経過とは関係のないように見えるが今後の検討が必要である．

結びに

HIV感染者の場合，抗ウイルス療法によりHIVがコントロールされている状況であっても腸内細菌の変化を伴う慢性炎症がLeaky Gutのもと存在することが示された．また他の感染症の合併により腸内細菌叢が変化することが示された．腸内細菌と慢性炎症の関係も含め今後さらに検討を進めていきたい．

文　献

1）Appay V, Sauce D, Kelleher AD. HIV Infection as a Model of Accelerated Immunosenescence. Handbook of Immunosenescence pp 1961-1989 Springer
2）Brenchley JM, et al., Nat Med 2006 Dec；12（12）：1365-71
3）Tsuda H, Koga M, Yotsuyanagi H, et al. Changes in survival and causes of death among people living with HIV：Three decades of surveys from Tokyo, one of the Asian metropolitan cities. J Infect Chemother 2021 Jul；27（7）：949-956
4）Ishizaka A, Koga M, Yotsuyanagi H et al Unique Gut Microbiome in HIV Patients on Antiretroviral Therapy（ART）Suggests Association with Chronic Inflammation. Microbiol Spectr 2021 Sep 3；9（1）：e0070821

5）Ishizaka A, Koga M, Yotsuyanagi H et al Prolonged Gut Dysbiosis and Fecal Excretion of Hepatitis A Virus in Patients Infected with Human Immunodeficiency Virus. Viruses 2021 Oct 18；13（10）：2101

質疑応答［座長：大草　敏史（順天堂大学）］

座長：　四柳先生，ありがとうございます．HIVの患者さんの詳細なマイクロバイオータの変化，CD4が減るだけではなくて，やはりガットマイクロバイオータが変化していくことを，詳細にいろいろな場面で観察したということで，ご発表がありました．このご演題について，質問をどうぞ．

早川（日本大学）：　日大の早川です．2つ教えていただきたいのですが，まず最初のほうのHIV陽性の方で，末梢血CD4が溜まっていても，粘膜領域でずっとCD4が減っているというお話には大変驚いたのですが，R5とX4のウイルスでその差はあるかどうか．マクロファージを考えると，どうもその辺りは差があるような気もするのですが，そこはいかがでしょうか．

四柳：　ありがとうございます．そこについては，私自身もデータを持ち合わせておらず，今すぐにはお答えできないですが，数を増やしてまた検討させていただきたいと思います．

早川：　もう1つは，最後のほうで，ロングCOVIDの方について非常に面白く拝聴したのですが，あの2人の方の糞便の中でSARS-CoV-2は出ていましたか．それとも，それはもう消えていましたか．

四柳：　SARS-CoV-2自体は消えております．ただ，この話と直接は違いますが，例えば腸管の，大腸がんのような切除を受けた後，どうなるのだということに関心を持って見ていて，患者さんの中にはいわゆるインタクトのバリアスは出てきませんが，実際にホストの腸管粘膜の中にタンパクレベルで残存している患者さんがあることは見ておりますので，同じようなことがHIVの患者さんでも起こっている可能性はあるかなと思っております．

早川：　どうもありがとうございました．

座長：　ほかにありますか．先生，質問があるのですが，先ほども質問がありましたが，腸管のCD4が減っていると．それは，ほかの文献でということですか．先生も調べられて．

四柳：　私自身は，CD4に関しては，これは減るということがほぼユニバーサルな現象で確認をされているもので，そこまでは申し訳ないのですが，見ていないです．

座長：　抗ウイルス剤を行って，それが増えるというか，血中はもちろん増えるのでしょうが，腸管内が減っているということですと，やはり感染は腸管で非常に起きやすいということは言えますよね．

四柳：　はい．やはりCD4陽性のリンパ球が最も多く存在するのは，結局腸管の部分ということになって，全く同じレベルまでは戻らない患者さんが多いですから，そういった患者さんの中ではやはりCD4陽性のリンパ球が腸管内でも不足した状態が続いて，そうすると結局，粘膜細胞と細胞の間のつなぎ目の所に微妙なリークができることは，これは既に検討されています．ですので，そういった所を通じて，基本的には腸管内のマイクロバイオータを通じた微量ないろいろなものが血中に入ってきて影響を及ぼすのだということが，文献的にも言われていると思います．

座長：　ほかにありますか．それでは，もう1つ，聞いた話ですが，HIVに感染しない民族がアフリカでいるという．幾ら接触してもですね．そういう人たちのフローラ，マイクロバイオータなどを調べられたというか，同じHIV患者さんと接触しても，インターコースしてもかからない人がいると思うのですが，そういう人たちのガットマイクロバイオータがどうであったかというような調査，検査などはあるのでしょうか．

四柳：　私自身が十分調べていないのかもしれませんが，それは知りません．いずれにしても，かかりにくい方に関して言えば，やはりそういった腸管の一番最初に入る所自体のレセプターの問題などがあるわけで，そういった所の発現のレベルということはあり得るかとは思いますが，多分マイクロバイオータ自体に関しては私の知る限りはないような気がいたします．

座長：　はい，分かりました．リーキーガットと関係しているのかと思ったのですが．ほかにありますか．なければ，四柳先生，ありがとうございました．盛大な拍手をお願いいたします．

総　合　討　論

座長：神谷　　茂（杏林大学医学部）

座長：　それでは，ただいまから総合討論を始めたいと思います．恒例の最後のディスカッションということになりまして，時間は40分を予定しております．非常に長い時間ではございますが，どうぞよろしくお願いいたします．

　本日は，河岡先生がご講演されまして，この総合討論にはご参加ではありませんけれども，ウイルス感染症とマイクロバイオータのテーマで，特別講演1のde Souza先生，講演4のHarris先生，そして講演5の四柳先生の3人の先生方に，ウイルスとマイクロバイオータといったところで，相互に何かご質問等がございましたらディスカッションしていただくことは可能でしょうか．

　私から，de Souza先生にご質問したいのですが，先生はRSウイルスのご研究を，今日ご発表されたのですが，ポストバイオティクスのいわゆるひとつの効用というのを最後に非常に強調されておりましたけれども，プロバイオティクスの採用まではまだ検討はされていないのでしょうか．

de Souza（PUCRS）：　まだです．私たちは幾つかのアプローチを試みました．ただ，マウスはそのバクテリアで下痢を発生しましたが，プロトコルの標準化が必要だと思います．それで，どれぐらいのバクテリアをマウスに投与すればいいのか．その効果の量を知るためにはまだプロトコルが必要で結果は出ていません．プレバイオティクス，ポストバイオティクスだけではなく，プロバイオティクスも試みるには大変興味深いと思います．ただ，現時点ではそれらの結果は出ていません．

座長：　Harris先生，会場からもご質問があったのですが，ロタウイルスというのは非常にプロバイオティクスが有用であるという報告がかなり多いのですけれども，その辺はワクチンとプロバイオティクス，両方考えたほうがいいというお考えでしょうか．

Harris（アムステルダム大学）：　質問ありがとうございます．プロバイオティクスについてはいろいろな*Lactobacillus*で検討されました．ただ，ロタウイルスの免疫原性は改善されていませんでした．インドのグループでその結果が出ています．しかし，これはプロバイオティクスの機序によっても違うと思います．ロタウイルスのワクチンの複製，あるいはIgA抗体の誘導とか，バクテリアの代謝産物はまだ未だに同定されていないと思います．しかし，研究したいと思います．ただ，ワクチンのアジュバントの効果が大変興味深いと思います．脆弱な発展途上の腸内環境に対しても，より短期的な影響を与える可能性があります．

座長：　de Souza先生から，Harris先生のご研究に関して，コメントやご質問等はございますか．

de Souza：　私も同感です．抗ウイルス，このプロバイオティクスに関してはもうちょっと時間がかかると思いますし，資金も必要だと思います．それで，プロトコルを作ってからワクチンを開始したいと思います．どのグループが最も効果的であるのか．この応答が良いグループ，全ての小児を対象にせずに，特定のグループを同定することが重要だと思います．どの群において，より有用性が高いのかということでプロバイオティクスを試していきたいと思います．バクテリアのどの部分がアジュバントとしてよいのか，今日の研究の結果の中からそれを見出していければと思います．

座長：　ありがとうございます．四柳先生，HIV感染者の方でも呼吸器感染対応というのは非常に重要になろうかと思いますけれども，今日のお2人の先生のご研究について何かコメントとかご質問はございますか．

四柳（東京大学）：　私は，今日はHarris先生のご講演から参りましたので，最初のde Souza先生のお話がよく分かってはいませんけれども，呼吸器感染症に関してはRSウイルス（Respiratory syncytial virus；RSV）感染症のお話が最初にあったと思います．例えば非常に重症化しやすい患者さんというのがいらっしゃって，もともとchronic obstructive pulmonary disease（COPD）のようなことが現れて，多分そういった方のマイクロバイオータ，これは呼吸器のマイクロバイオータということになると思いますけれども，そういったところに変化のある方というのは非常に重症化しやすいことが分かっていると思います．human immunodeficiency virus（HIV）の患者さんに関しては，恐らくコントロールが付いているかどうかによって，重症化するかどうかが大きく影響を受けてくるところだと思いますので，そういったようなcluster of differentiation 4（CD4）のカウントが比較的低めの患者さんに関しては，呼吸器感染症に関しても，当然リスクグループということになりますので，同じような，今お話があったようなプロバイオティクスを使った介入が必要になります．

　話が少しずれてしまいますけれども，HIVの患者さんというのは実は非常に下痢をする方が多いのです．私たちがこういった研究をすることの1つの端緒というのは，そういった方の腸内細菌は，リーキーガットがずっとあるのでそういったところの影響もあるのですけれども，どうなっているかということがございます．そういった方は呼吸器感染症の影響はないですけれども，ただ，そういったリーキーガットのあるような方に関しては，結局，感染期間の長い方，あるいはCD4の数の少ない方に多いのは確かだと思いますので，そういった意味では呼吸器感染症を含めてHIV感染症のいろいろなステージで影響を及ぼしてくるということだと考えています．

座長：　ありがとうございます．Harris先生，どうぞ．

Harris：　BMIのデータ，マイクロバイオータのデータ，超過体重のコントロールのデータに大変感銘を覚えました．対象患者ではないと思うのですが，薬剤の影響をみたデータはありますか．

國澤（NIBIOHN）：　薬剤を飲用している人を除く健常者のみを対象にしましたので，薬剤の影響に関するデータ，患者管理に関するデータはありません．現在，患者を診る医師とのコラボレーションも行っておりますが，薬剤の影響はまだ評価していません．

座長：　それでは，次の3人の先生ですが，國澤先生はマイクロバイオータ以外に食が健康に効献するというようなご発表，金先生は腸管感染症とマイクロバイオータ，清水先生は敗血症とシンバイオティクス療法ということなのですけれども，3人の先生方，お互いに何かこの先生のご発表に質問したいとか，そういうことはございませんか．清水先生，何かコメントはございますか．

清水（大阪大学）：　阪大の清水です．國澤先生にお伺いしたいのですが，私たちは重症の患者さんが来てからなので，来る直前に腸内細菌叢，もともと少し不健康な人なのか，菌叢はかなり正常な人なのかというのが，網羅的なデータとかをお持ちですので，継続したデータの中で例えばコロナの方とかそうですが，もともと健康診断とかのデータがあって罹患されてとか，そういうデータをたまたま取ってあったり，そういうところは興味を持っているのです．もともと菌叢が悪いからなったのか，そうでないのか，その辺り，もし何かあればと思いますが，いかがでしょうか．

國澤：　ありがとうございます．追跡調査をしているグループが幾つかあるのですが，途中でがんになった方とか腸の調子が悪くなるという方は，世間一般的によく言われているディスバイオーシスみたいな形になっているのかというと，私も年に1回なので病気の本当に直前がどうなっているかというのは分からないのですが，データを見直してみると，腸の状態が悪かった人というのもいらっしゃいました．そういう意味では腸がきっかけになって病気になった可能性もあるというのと，あとは腸の病気に1回なっている方というのはなかなか腸内細菌の戻りも悪いみたいで，本来だとあまりいないはずだよねという菌が見えていて，後から伺うと，今は寛解になっているけれども昔は腸炎でしたということもあります．菌叢としてはちょっとおかしいですねという話をすることがありますので，そういう意味で腸は少し先の身体の状態を示すような形になっていると思います．あと，どっちかというと悪は善を駆逐するではないですが，1回悪くなると，良くなるというのは結構難しくて，悪くなるほうは割と簡単なのだなという，そんなイメージを持っています．

清水：　ありがとうございます．一旦，悪くなると，その倍以上の時間がかかるというのは臨床の中でも経験するこ

とですが，もう1ついいですか．
國澤：　どうぞ．
清水：　先生は，山口県とか全国各地で健診業務に近いようなこととして，腸内細菌叢の評価などをされていますから，そういうもののフィードバックというか，便潜血だけでなくて腸内細菌叢がこういう結果だから，こういうふうに予防しましょうと．予防に勝るものはないので，健康という意味でそういうところなど見えてきていることというか，そういうものはあるのでしょうか．
國澤：　ありがとうございます．これは結構，健康意識の問題があって，「調査をやりますけど，どうですか」と言ったときに，手を挙げてくださっている方というのは，もともと良いというのもあるのですが，更にもっと良くなるにはどうしたらいいですかというので，割とデータを見て，次の年ここを変えてきましたとなります．一方で，何かよく分からないけど上司に言われて来ましたみたいな人たちは，最初はちょっとだけ変わるのですが，1年後になってくると，「これを毎日続けるのは無理です」となり，「でも食物繊維が足りていませんよ」という話をするのです．ちょっと頑張って最初は意識するのですが，見ていると面白くて，1年目から2年目になると，例えば食物繊維というのは割とブラウティアが好きなのでブラウティアがバッと増えてきますけれども，5年目で追跡調査をしていくと，2年目の高い数値が維持できている人と，1年目に戻ってしまっている人たちがいるので，良くなることはあるのですが，良くなったからといってそのままやめてしまうとまた元に戻ってしまうので，継続しないといけないというのが見えてきています．そこはご自身の意識とかも重要です．

　もう1つは，普段食べている食材やメニューを変えるというのは結構大変というのと，これは女性がやっている場合は自分で変えようとするからあれですが，男性が参加されていて，帰って奥さんに「どうもうちの食事はこうらしいぞ」みたいなことを言うと，奥さんが「前から言っていたじゃない」みたいな感じになってうまくいかないとか，奥さんが「私の食事が駄目なのか」みたいな感じになるとかで，いろいろなバックグラウンドがあるみたいです．ただ，どっちにしろ，続けるという意識を持ち続けるというのは，情報発信を続けないと難しいのかなというので，5年目の頃は，3年目，4年目がコロナ禍で私たちも話を伺っていろいろな情報を伝えることができなかったのです．そうなると，意識のある人はちゃんと頑張ってやるのですが，情報がなくなってしまうと，「もういいかな」となってしまう形になって，その辺はだいぶ健康意識の違いが影響してくるなというのは非常に感じています．
清水：　ありがとうございます．伺っていると，糖尿病の診療を伺っているような雰囲気も感じました．そういうふうに，腸内細菌叢のデータも内科の業務の中でできる一般的な検査になる時代にもなってくるかもしれないと感じました．ありがとうございます．
座長：　金先生，何かこういったトピックスに関してご意見はございますか．
金（慶應義塾大学）：　清水先生に1つお伺いしたかったのですが，重症病態になってくるといろいろな所のpermeabilityが増加して，その結果として腸管の透過性もすごく上がって，その結果として腸内細菌の多様性も低下し，もともとドミナントのいるような偏性嫌気性菌がいなくなってというようなことが起こると，最終的に予後が，腸内環境の多様性が低下したり，permeabilityが低下したりすることによる影響というのは，どのぐらい分かっているのかというのをお聞きしたいのです．中国で敗血症の患者さんに糞便移植（Fecal Microbiota Transplantation：FMT）を施したという論文を見たことがあるのですが，実際そういった状態で何かFMTみたいなもので腸内環境を整えることで，その予後を変えることができるのか，実際のところをお聞きしたいです．
清水：　ありがとうございます．permeabilityということで，重症な病態になると，普段は我々が見たこともないような，例えば体重50kgで来た人が，悪い人は80kg，90kgというふうな水分を入れないと脱水になるような病態に，我々が診ている患者さんはなるのです．まだ1例しかないのですけれども，その患者さんではアルブミンが，正常値3.5g/dLぐらいのところが1.0g/dLぐらいまですごく下がっていて，非常に浮腫があって，下痢が2Lぐらい出ている患者さんに糞便微生物移植をしました．時間はちょっとかかるのですが，1か月ぐらいかけて透過性の亢進が治まってきて，アルブミンが1.9g/dLぐらいまで上がってきて食事もできるようになったという事例があります．自然経過では今までそういうことはほぼないと思うので，腸内細菌叢がpermeabilityに関わるところは要因として大きくありますから，そこら辺，詳細に今後も見ていきたいと思っているところです．

金：　ありがとうございます．先ほど國澤先生からもお話があったと思いますが，ブラウティアが維持できる人とできない人というので，環境によってうまく定着できるか，できないかというのもかなり影響してくると思いますけれども，そういった重症の患者さんにFMTを施すことでちゃんと定着できるのかというところは，先ほどのグラム染色を見ているとそれなりに定着しているような感じがしたのですが，そういった重症患者さんの腸内環境の状態でFMTを施して，実際そういった菌叢の回復が期待できるものなのでしょうか．

清水：　ありがとうございます．まだ経験は少ないのですが，プレゼンテーションをさせていただいた症例は非常に速やかに効果があったと思います．そのほかの症例は時間がかかる症例もあるので，そこは何が大事なのかが検討課題だと思います．今，考えているのは，腸内細菌叢を入れたからといってすぐに良くなるわけではなくて，腸管上皮全体であるとか，絶食の時間が長いと，菌を変えてもそこには生着して付かないなと実感しているところもありますので，腸内細菌叢だけでなく，腸全体を良くしていくという観点が必要だなと思っています．かなり個人差が現在のところあります．

金：　ありがとうございます．

座長：　ありがとうございます．私から金先生に質問したいことが1つあります．ディフィシル菌感染症に対するプロバイオティクスの効果の評価なのですが，米国の消化器病学会とか感染症学会，さらにはヨーロッパの感染症学会等は，いわゆるガイドラインの中で全く無効であると，エビデンスが不十分であるという評価なのですけれども，日本の感染症学会，化療学会は，ある程度弱く推奨するようなコメントが記載されているのです．先生は日本でもアメリカでもご活躍なので，ここら辺のディフィシル菌感染症に対するプロバイオティクスの評価がなぜこれだけ違うのかなというのは，何かご意見はございますか．

金：　先ほどご紹介したFMTであったり，腸内細菌カクテルであったりと比べると，単独で*C. difficile*の定着を抑えることというのは難しいと思います．でも一方で，例えばそういったプロバイオティクスによって*C. difficile*の定着を抑えられないけれども，何か毒素の発現に影響したり，コロナイゼーションは抑えたりすることはできないけれども，別のメカニズムで効果を発揮する可能性はあるかと思うので，そうなってくると，株ディペンデントな部分が，株によって機能が変わってくるということがあると思いますので，そういった違いはあるのかなと個人的には思っているところです．

座長：　ありがとうございます．それでは，ただいまよりフロアからご質問を受けたいと思います．どちらの先生にこういう質問があるということで，ご質問があれば承りたいと思います．どなたかいらっしゃいますか．どうぞ．

Pot（ヨーロッパヤクルト）：　ヨーロッパヤクルトのBruno Potです．Harris先生に質問があります．先生のこのワクチンの話を聞いていまして，プロバイオティクスがメカニズムとして特に活性を高めることができるのではないかと思いました．小児においては特に下痢があると脱水症が問題になるので，下痢を軽減したり1日で改善したりするワクチンは重要なのですが，プロバイオティクスとして利用することに関して試験は行っているのでしょうか．

Harris：　ありがとうございます．非常にすばらしいマイクロバイオームの試験などがあります．ワクチンではないのですが，アンドリュー・ゴアがSegmented Filamentous Bacteria（SFB）で試験を行っています．それによって，ウイルスの感染が抑えられるということも分かっています．そして，疾患の重症度を幼児で下げることができ，入院も下げることができれば，この有害な結果というのを回避することができると思います．そういった場合には，私は検討したいと思っています．臨床家でもありますので，特にプロバイオティクスを下痢の治療に一般的に使うということは，ちょっと心配があります．十分に健康であれば，プレバイオティックスを提供するかもしれませんけれども，特に下痢の罹患期間がどのくらいあるのか．マイクロバイオティクスの後にプロバイオティクスを提供するということは，マイクロバイオータがベースラインに戻るのが遅くなるかもしれない．そういった問題はないとは思いますが，特に非常に若い乳児などでは心配となります．

Pot：　プロバイオティクスの治療は，抗生物質の治療の後に開始されています．プロバイオティクスの治療でダメージがあるということはありません．原則的にはプロバイオティクスの治療，特に抗生物質による治療を行う場合には，できるだけ早く同時に投与を始めるほうがいいというデータもあります．

Harris：　非常に面白いポイントだと思います．先ほど言いましたように，できるだけ子どもが入院しないようにする

という，それを回避することが非常に重要かと思います．

座長： ご質問，ございますか．どうぞ．

遠藤（東京農業大学）： 農大の遠藤と申します．金先生にお聞きしたいのですが，よろしくお願いします．先生のご発表の中で，先生たちは8種類ぐらいの*Clostridium* cluster IV ＆ XIVaの菌ミクスチャーを使って，colonization resistance（CR）を上げて，ディフィシル感染症を防ぐという方法があったかと思うのですが，あの辺の菌というのは，リストがちらっとしか見えなかったのであれですが，芽胞を作って芽胞を使っているのかというのが1つと，*Clostridium* cluster IV ＆ XIVaなので，私としては酪酸産生菌が使われているのかなと思っていたのですが，見た感じは酪酸産生菌でなかったような気がしたのです．大体，その辺のというのは酪酸産生菌というところにいくのかなと思っていたのですが，CRということを考えると，酪酸というのはそれほど大切ではなくて，それよりも，ディフィシルとの栄養の拮抗阻害とか，そういったところのほうが大切という感じなのでしょうか．

金： そうですね．8種類の菌の前に，*Clostridium* cluster IV ＆ XIVaが強いCRを持っていることを発見できたのですが，そのメカニズムがよく分からなかったのです．栄養競合なのか，短鎖脂肪酸なのか，別の2次胆汁酸なのか，ほかのものなのか，それの複合なのかというところが分からなかったのです．とにかく，サルモネラであったり，さっきのサイトロバクターであったり，*C. difficile*であったり，そういったcolonizationを抑えることが明らかになっていたのです．ただ，どういうメカニズムでというところが明らかになっていなかったので，8種類の菌を決めたのも，かなりランダムな感じでセレクトしたような部分もあったので，かなりのカクテルの組合せをランダムな形で作って，ひたすら投与したというのが実際のところなのです．ですから，その8種類の菌を入れてやると，マウスで短鎖脂肪酸が増える，2次胆汁酸が増える，そして2次胆汁酸が*C. difficile*の増殖を抑えるということは報告されているので，そういったパラメータは上がってくると思いますが，それが本当にクリティカルに効いているかどうかというのは，よく分からないと思います．なので，かなりランダムにセレクトしていった中で，ああいったものが見付かったというのが実際のところです．

遠藤： そうすると，特に特別な意味はなく，あの中で選んでいったら，あの8個になったという理解でよろしいですか．

金： そうです．とにかく*Clostridium* cluster IV ＆ XIVaの中でランダムに組合せを決めてやっていったというのが実際のところです．

遠藤： もう1点，最初に質問したのですが，使っているのは胞子なのか，それとも普通の胞子でなくて栄養細胞なのかというのは，いかがでしょうか．

金： それは実際，VE-303（Vedanta Biosciences, Inc., 米国）では生菌製剤を使っているので，一部芽胞化する菌もあるかとは思いますが，セレスのような芽胞そのものをカプセルに充填してということではないと思います．

遠藤： 分かりました．ありがとうございます．

座長： ほかに，ご質問はございますか．どうぞ．

新藏（東京大学）： 東大の新藏です．金先生に教えていただきたいのですが，今日の先生のお話の中で，FMTをする前に*C. difficile*の感染症の患者さんでディスバイオーシスがあって，FMTの後で菌叢が変化したというのは教えていただいたのですが，菌製剤，VOWST（Seres Therapeutics, Inc., 米国）もVE-303もリカレンスが抑制されるというデータは見たことがありますけれども，菌叢全体というのは菌製剤で変わるのでしょうか．

金： そうですね．その入れた菌そのものの効果も，もちろんある可能性があると思いますが，セレスのボーストもそうですし，VE-303の8種類の菌も，それを入れてやると腸内細菌全体の多様性も高くなってくるというデータは両社であったと思いますから，そういった菌を入れて腸内細菌の多様性が高くなることで，そういったCRを発揮するといったような副次的な効果もあるのではないかと思っています．

新藏： その菌叢の変化は結構継続できるものなのですか．

金： それはどうなのですかね．長期的にどうなるかというのは私自身も把握していなくて，多分その企業も把握していないと思いますけれども，短期的なところで見ると，そういった多様性は高くなってくるというのはあったかと思います．

新藏： もう1つお聞きしたいのですが，治療するのに，なぜ2つの会社ともリカレンスの予防のところで効果を見ていて，どうして初めての診断のときではないのか教えてほしいと思います．

金： そうですね．最初はある程度抗菌剤でエリミネートして，その後アメリカだと35％の人で再発例があって，その再発した人の65％が更に再発するという，特に欧米においてはそういった再発性のC. difficileがすごく問題になっていると思います．そういった意味で，まずはリカレントのCDIからというところだと思います．

新藏： 思ったのは，抗生剤を飲ませないで初めから菌製剤でいったら，CRで，ディスバイオーシスもならないのではないかと思ったのです．

金： そうですよね．それはコスト的な部分もあるかなと思うのですが，先ほどのFMTの製剤でも，大体オーストラリアで60万円，70万円する．カプセル製剤だと200万円，300万円するということもあるので，その辺りは患者さんのリスク・ベネフィットを考えながらなのかなというふうに思っています．

新藏： いろいろありがとうございました．

座長： ありがとうございます．どうぞ．

横田（北海道大学）： 北海道大学の横田といいます．金先生ばかりで申し訳ないのですが，金先生にお尋ねします．D-トリプトファンの話に興味がありまして，D-トリプトファンが生育阻害の効果を持つということは別の人の研究で知っていましたけれども，それは食品の保存に使えるという話だったのです．先生のお話ですと，Pathobiont（潜在的に病原性を示す細菌）を選択的に抑えるのかどうか分からないのですけれども，そうなってくると何か菌によって，D-トリプトファン自体が天然にそんなにないと思うので，まずそこのところの話も実はあるのですが，それを代謝するという経路が私はトリプトファナーゼくらいしか知らなかったので，あんなにあるのかなと思ったのです．それが，もともと自然界にD-トリプトファンの代謝経路が結構あって，どんな菌にでも代謝があって，インドールアクリル酸ですか，それがどういうメカニズムで作用するのかも知りたいのですが，選択性などがあるのでしょうか．

金： 先ほどもお示ししたのですが，D-トリプトファン代謝は感受性の菌と抵抗性を持つ菌というのがいて，そのマーカーとなるものがインドールアクリル酸でして，D-トリプトファンに感受性のものはインドールアクリル酸にも感受性で，抵抗性を持つものは抵抗性を持つものという，その辺りのリンクは分かったのですが，実際にそういったD-トリプトファン，インドールアクリル酸に対する感受性を決めているものが何なのかというのは，そこまで明らかにできなかったので，すみませんが分からないのです．ただ，そういった感受性，抵抗性を持つ菌が腸内にいるというのは言えるかと思います．ちょっとメカニズムは分からないです．

横田： 今のことに関してですが，D-トリプトファンを使おうと思ったのはどういうきっかけだったのですか．

金： それは，細菌に対する増殖抑制効果があるということがD-アミノ酸で言われていたので，まずはin vitroでpathogen（病原体）に対して強い増殖抑制効果があるD-アミノ酸が何なのかというのを調べていったら，D-メチオニンとD-トリプトファンだったというのがあって，さらにin vivoでより効くのがD-トリプトファンだったところからという話です．

横田： ありがとうございました．

座長： ほかにご質問はございますか．私から清水先生に質問があります．先生，最後のご講演の中で，CDIでない，いわゆるディフィシル菌でない抗菌薬関連下痢症において，プロテオバクテリアが非常にたくさん検出されて，ここに糞便移殖をしたら非常に有効だったという，あれはほかの論文のデータでしたか，先生の症例でしたか．

清水： ほかのデータでもありますし，私たちのデータでも難治性の下痢がずっと1か月，2か月続いている方は，プロテオバクテリアのパーセンテージの高い方が非常に多いです．

座長： そうですか．かなり重篤な抗菌薬関連下痢症でも，ディフィシル菌以外の原因というのは結構あるということ，半分半分くらいですか．

清水： いいえ，ディフィシル菌は1割ですぐ良くなります．9割はマイナスです．陰性です．

座長： だけど，原因不明なのがかなり多いのではないですか．AADは，原因不明が6割ぐらいで，原因が分かっている4割のうちの1割くらいがディフィシル菌と，そういうことではありませんか．

清水： 本当の原因というのは誰も分からないと思うのですが，培養とかも検査した限りにおいては，ディフィシル

菌は出てきませんし，メタゲノム解析をしても出てきませんので，私自身はいないと判断しています．

座長： 先生の症例ではそうでしたね．途中で C. difficile は陰性になったのだけれども，非常に重症の下痢がずっと続くという，あの病態はひとえに腸内細菌叢のディスバイオーシスによる原因であるというふうに考えるのですか．

清水： 一応，現在はそう考えていて，もちろんその過程で C. difficile が出て，抗生物質を使うことによって良くなればいいのですが，何回しても出てこないので，そこはメジャーなパーセンテージにはなっていないです．少量でも症状は出る病態だとは思いますが，検査には少なくとも乗ってこない．けれども，下痢がひどいという状態の方がおられます．

座長： 四柳先生は，かつて感染症学会理事長をされていらしたので C. difficile infection（CDI）にも造詣が深いと思いますが，何か CDI に対する臨床医としての姿勢，心得，今の時代はどういうようなことが重要だと思われますか．

四柳： ありがとうございます．CDI はかなりいろいろな薬が出ることによって，難治例の割合は確実に少なくはなっていると思います．ただ，結局，難治例は変わらなくて，何回も実は再発を繰り返してくる患者さんもいらっしゃいます．先ほど新藏先生からもご質問がありましたけれども，そういったような本当の難治例に関してはベースラインで，例えば，金先生がおっしゃるような治療にしても，あるいはプレプロバイオティクスにしても，そういったような治療をきちっと入れておいて，その上で，その先の予後を見るような研究が私は必要なのではないかという気がしています．最近，なかなかそういったような臨床研究は難しくなりつつあるのですが，是非継続してできたらなと思っています．

座長： ありがとうございます．フロアからご質問，どうぞ．

A氏： ありがとうございます．de Souza 先生に質問です．非常に明確なシステマティックなプレゼンテーションをいただきまして，本当にありがとうございます．特にメタボライト（内因性代謝物）についてお話をいただきました．ポストバイオティクスを使うというお話もされましたけれども，その中で1つの製品がもう既にブラジルで承認されているということでした．プロバイオティクスのブラジルでの売上げに関してなのですが，特にこの製品に関しては，学会や業界あるいは政府は認識をしているのでしょうか．また，ほかの国へのインパクトはどうなのでしょうか．このポストバイオティクスというのはどういった機序があるのでしょうか．

de Souza： ブラジルの規制なのですが，ほかの国の薬事とほとんど変わりないと思います．薬事当局が規制をしていまして，それぞれの国で規制があると思います．第Ⅰ相，第Ⅱ相，第Ⅲ相の試験を求められます．そして，プロバイオティクスの承認もそうです．ポストバイオティクスだけではありません．この製品の面白いところなのですが，COVID-19 の感染症がありましたので助成金をもらいました．COVID に関連したマイクロバイオータの研究のための助成金です．そこで，この製品はもう既に承認されていたので，新型コロナに使ってみました．この製品を製造している会社と連絡をして，新型コロナで試験を行いました．そして，その後に RS ウイルスで試験をしたわけです．私たちが一番，マイクロバイオータ呼吸器感染で関心を持っていたのは RS ウイルスですので，それで試験をしたわけです．

A氏： ということは，通常の薬事規制の承認ではなく，いわゆる迅速承認をもらえたということなのでしょうか．ほかの国はどうでしょうか．私はマレーシアから来たのですが，こういった製品，ポストバイオティクスを薬事申請して承認されるというのは，ほかの国ではどうなのでしょうか．

座長： 難しいご質問だろうとは思うのですが，欧米で，いわゆる臨床医学的な分野でプロバイオティクスがあまり承認されていない理由の1つとして，エビデンスが十分でないということです．それはなぜかと言いますと，プロバイオティクスというのはいろいろなスピーシーズと，いろいろなストレインがあって，用量，用法についても，かなりスタディごとに違うので，合成した医薬品の評価とは違うレベルになっているということで，それが大きな原因であるというように聞きます．ただ，近年もマイクロバイオータの研究に基づいて，プロバイオティクスの効果が非常に多くペーパーとして報告されていますので，そういったエビデンスが少しずつ蓄積されて，アメリカの American College of Gastroenterology では，確か菌種ごとに，ストレインごとに，いわゆるコンディショナル・レコメンデーションという形でガイドラインに記載されています．すなわち，この病態だったら，このスピーシーズの，このストレインのプロバイオティクスなら使用してもよろしいというふうにです．だから，その辺のことで少しずつ状況は変わっていって，プロバイオティクスが医学の方面でもより多く使われてくるのではないかと，私は個人的に思っています．

ちょうど時間になりました．フロアからご質問はございませんね．ありがとうございました．腸内フローラと感染症制御というテーマでしたけれども，COVID-19はもちろんのこと，様々なウイルス感染症，そしてもちろん細菌感染症，真菌感染症にも腸内フローラは深く相関いたします．今後このフローラの研究が進んで，感染症の診断のマーカーだとか，いわゆる予防の1つの新たなストラテジー，こういったものになることを強く祈念しています．本日は長い時間，どうもありがとうございました．以上をもちましてシンポジウムを終了いたします．

Proceedings of the 31st Symposium on Intestinal Flora, Tokyo, 2023
Intestinal Microbiota and Control of Infectious diseases

SUMMARY

Keynote lecture 1. Role of microbiota and its metabolites during viral respiratory infections

Ana Paula Duarte de Souza

School of Health and Life Science
Laboratory of Clinical and Experimental Immunology, PUCRS, Brazil

We described that a high-fiber diet can protect against RSV infection in mice and the mechanism of protection is associated with microbiota modulation and the production of Short-Chain Fatty Acids (SCFA). The mechanism of the SCFA acetate protection against infection was dependent on the production of type-1 interferon in the lung. We further analyzed the gut microbiota of children infected with RSV and associated with the severity status of the disease. Acetate protects against RSV infection when administered orally before infection and intranasally after infection. Intranasal administration of Sodium Acetate can also have an effect protecting mice from RSV reinfection. We tested the effect of the SCFA acetate on nasopharyngeal cells from RSV-infected children and SARS-CoV-2-infected patients. We found that acetate protects against RSV infection dependent on RIG-I but has a distinct effect during SARS-CoV-2 infection. We additional tested the effect of the SCFA during Rhinovirus infection and we found that acetate can boost antiviral response during RV infection. In agreement with the research line of the microbiota and immune system interaction, we are also investigating the use of a bacterial lysate (postbiotic) administered the airways, as an immunomodulator to protect against RSV infection. I believe that my research focus can bring light to future affordable immunomodulatory interventions, based on microbiota, to prevent or treat the respiratory infection.

Keynote Lecture 2. Addressing the threat of emerging viral infections

Yoshihiro Kawaoka

National Center for Global Health and Medicine
University of Tokyo
University of Wisconsin

Every year, influenza epidemics occur, causing increased morbidity and mortality, particularly in vulnerable populations, such as the very young and very old. In addition, pandemics, such as the 1918 pandemic, occasionally occur. Consequently, influenza has an enormous impact on the global economy. By contrast, Ebola virus has only been recognized since 1976, and, until recently, outbreaks of this virus had caused relatively few deaths because they occurred in rural, isolated areas. However, the 2014 outbreak in West Africa occurred over a large, densely populated urban area and changed our understanding of what constitutes an Ebola virus outbreak. In December 2019 in China, SARS-CoV-2 emerged and spread globally, causing the fifth pandemic since the 1918 pandemic. I will discuss our recent research on these viruses.

Lecture 1. Establishment of gut environment by commensal bacteria and diet for the control of health and diseases

Jun Kunisawa
Microbial Research Center for Health and Medicine,
National Institutes of Biomedical Innovation, Health and Nutrition (NIBIOHN)

Intestine contains a wide variety and large number of bacteria, which have been shown to be involved in various health conditions, physical functions, and the onset of disease. Although studies have mainly focused on the bacteria themselves, with the recent development of analytical techniques, bacterial components and metabolites have also been attracting attention. In this presentation, I would like to introduce our research on the intestinal environment created by intestinal bacteria and food, which is being developed into health science by understanding effective molecules at the chemical compound level.

Lecture 2. Gut microbiota and enteric infection

Yun-Gi Kim

Research Center for Drug Discovery, Faculty of Pharmacy,
Keio University, Tokyo

    The human intestine and the surface of intestinal epithelial cells harbor a dense and diverse microbial community (gut microbiota). The gut microbiota have coevolved with the host and exert beneficial effects on various physiological processes. One of the important roles of normal gut microbiota is to suppress colonization and proliferation of pathogens and pathobionts, that is called colonization resistance (CR). Imbalances in the gut microbial composition (dysbiosis) decrease CR and increase the risk of enteric bacterial infection and overgrowth of pathobionts. Basic and applied studies are underway worldwide to correct the decreased CR due to gut dysbiosis and treat and prevent enteric infections. The author has conducted translational research to identify the gut microbes that are effective against recurrent *Clostridioides difficile* infections and their clinical application. We also try to find gut bacteria and their metabolites involved in CR, as well as dietary components that influence CR, and elucidate their mechanisms of action. In this article, I would like to introduce these findings.

Lecture 3. Gut microbiota and synbiotic therapy in critically ill patients

Kentaro Shimizu

Osaka University Hospital,
Trauma and Acute Critical Care Center, Osaka

In critically conditions such as sepsis, trauma, and burns, the gut microbiota is in a state of dysbiosis following injury, and bacterial translocation and gut immunity are reduced, causing a systemic inflammatory response that leads to multiple organ dysfunction syndrome. Fecal obligate anaerobes especially the genus of *Blautia*, *Faecalibacterium*, *Clostridium* decreased significantly. The decrease of the number of obligate anaerobes and kinds of bacteria, the progression of dysbiosis, are associated with infectious complications and prognosis.

Probiotic and synbiotic therapy have been reported to maintain immunity by maintaining the gut microbiota and preventing infectious complications such as diarrhea and ventilator-associated pneumonia including meta-analysis research. Safe application of probiotics is challenging, as their effectiveness depends on the type of the bacteria, and the severity of critically ill patients. Prolonged refractory diarrhea is often accompanied with significant dysbiosis, and the development of new intestinal therapies such as fecal microbiota transplantation to reconstruct the gut microbiota is desirable in the future.

Lecture 4. Controlling rotavirus – the intestinal microbiota and oral vaccine performance

Vanessa C Harris

Amsterdam University Medical Center,
location Amsterdam Medical Center, University of Amsterdam, the Netherlands

Despite the undisputed impact of rotavirus vaccine introductions on diarrheal hospitalizations and mortality across the globe, rotavirus vaccines demonstrate substantially lower effectiveness in low- and middle-income countries in Africa and Asia, where the burden of rotavirus disease is highest. Numerous hypotheses explain this diminished protection including interference with co-administered oral polio vaccine, histo-blood group antigen type, and immune suppression secondary to high maternal antibody titers. The intestinal microbiome may also help explain the gap in rotavirus vaccine effectiveness between high and low-income settings. This talk will take a translational approach to evaluating a potential role for the bacterial and viral intestinal microbiome in determining rotavirus vaccine immunogenicity. Murine studies support an interaction between microbiome composition and rotavirus infection. Retrospective case-control epidemiologic studies in Africa and Asia correlate intestinal bacterial microbiome composition and rotavirus vaccine immunogenicity, albeit in a geography-dependent manner. In parallel, rotavirus vaccine immunogenicity correlates with eukaryotic virome composition in a rural, low-income setting in Ghana. Finally, evidence will be presented from an adult-volunteer study in the Netherlands where targeted prospective microbiome modulation boosts early rotavirus vaccine immunogenicity and increases rotavirus vaccine shedding, but does not alter absolute anti-rotavirus IgA over time. Taken together, these findings suggest that the intestinal microbiome may be an under-appreciated cause of poor rotavirus vaccine performance in low-income settings and provide an evidence base for exploring microbiome-based interventions to improve rotavirus vaccine immunogenicity.

Lecture 5. Microbiota changes in HIV-infected individuals

Hiroshi Yotsuyanagi, Aya Ishizaka, Koga Michiko
University of Tokyo Advanced Clinical Research Center, Tokyo

HIV infection is known to result in the loss of many CD4+ T lymphocytes during the acute phase, with the greatest impact on the intestinal mucosal surface. The loss of many CD4+ T lymphocytes increases intestinal permeability (Leaky Gut), and microorganisms move from the gut to the bloodstream may cause chronic inflammation. We are interested in examining how this phenomenon is altered by anti-HIV therapy and whether the intestinal microorganism composition differs in HIV-uninfected individuals.

We investigated the composition of the gut microbiota in HIV-infected patients and its role in chronic inflammation. The gut microbiota of patients with low CD4 counts had reduced alpha diversity compared to uninfected controls; when CD4 was restored, alpha diversity recovered, but intergroup dissimilarity in bacterial composition did not change between patients and uninfected controls. The composition of intestinal microbiota in HIV-infected individuals had higher gram-negative bacteria, fungal, and Corynebacterium and lower Clostridium class. The relative abundance of facultative anaerobes was also positively correlated with inflammatory cytokines.

HIV-infected individuals are often infected with other infectious diseases, and it is thought that changes in immunokinetics and intestinal microbiota are observed in such cases. In this study, we investigated the changes in the intestinal microbiota during hepatitis A infection, and found two patterns : an increase in Actinobacteria and a decrease in Proteobacteria, and an increase in Bacteroidota and a decrease in Proteobacteria.

〈編者略歴〉
神谷　茂

1978年	金沢大学医学部卒業
1982年	金沢大学大学院医学研究科修了（医学博士）
1985年	金沢大学医学部微生物学教室　助手
1986年	金沢大学医学部微生物学教室　講師
1987年–89年	英国MRCクリニカルリサーチセンター　客員研究員
1991年	東海大学医学部微生物学教室　助教授
1994年	杏林大学医学部微生物学教室　教授
2000年	杏林大学医学部感染症学教室　教授
2018年	杏林大学保健学部　教授・学部長
2020年	杏林大学医学部感染症学講座　特任教授
2021年	杏林大学　名誉教授

専　　攻　感染症学，微生物学
専門分野　消化管病原細菌感染症　マイコプラズマ　正常フローラ

著　　書　「標準微生物学　第14版」（監修）医学書院
　　　　　「微生物学‒基礎から臨床へのアプローチ」（監訳）
　　　　　　　　　　　　　メディカル・サイエンス・インターナショナル
　　　　　「微生物の分類　感染症専門医テキスト　第Ⅰ部解説編」南江堂
　　　　　「腸管感染症　消化器疾患　最新の治療2011‒2012」南江堂
　　　　　「ブラック微生物学　第3版」（監訳）丸善
　　　　　他

腸内フローラと感染症制御　　　　　　　　　腸内フローラシンポジウム 31
　　2024年9月25日　　初版第1刷発行

編　者　神谷　茂
発行人　石川　文保
発行所　公益財団法人ヤクルト・バイオサイエンス研究財団
　　　　〒105-8667　東京都港区海岸1丁目10番30号ウォーターズ竹芝7F
　　　　電　話：03-5401-5133　　FAX：03-5401-5134
　　　　E-mail：yakult-bioscience@yakult.co.jp
発売元　医　薬　出　版
　　　　〒341-0018　埼玉県三郷市早稲田5‒5‒1‒801
　　　　電　話：048-957-0507　　FAX：048-957-0580
　　　　E-mail：yakuritorin@ab.auone-net.jp

ISBN978-4-9912130-3-8

理研腸内フローラシンポジウム・全12巻　〈光岡知足編〉

1	腸内フローラと発癌	本体4,854円＋税
2	腸内フローラと生体防御	本体3,800円＋税
3	腸内フローラと栄養	本体4,000円＋税
4	腸内フローラと食物因子	本体4,000円＋税
5	腸内フローラと成人病	本体4,500円＋税
6	腸内フローラと感染症	本体4,500円＋税
7	腸内フローラの代謝	本体4,500円＋税
8	腸内フローラの研究方法論	本体4,500円＋税
9	腸内フローラと生体ホメオスタシス	本体4,466円＋税
10	腸内フローラの生体と役割	本体4,854円＋税
11	腸内フローラの分類と生態	本体6,311円＋税
12	腸内フローラと食餌	本体5,825円＋税

学会出版センター

腸内フローラシンポジウム　〈光岡知足編〉A5判

1	腸内フローラと免疫応答	本体6,019円＋税
2	腸内フローラと発癌-2	本体6,019円＋税
3	腸内フローラと腸内増殖	本体6,019円＋税
4	腸内フローラと変異原	本体6,100円＋税
5	腸内フローラとプロバイオティクス	本体4,800円＋税
6	腸内フローラの分子生態学	本体4,800円＋税
7	腸内フローラと細菌性食中毒	本体4,800円＋税
8	腸内フローラの分子生態学的検出・同定	本体4,800円＋税
9	腸内フローラと生活習慣病―食生活とのかかわり	本体4,800円＋税
10	21世紀腸内フローラ研究の新しい動向	本体4,800円＋税
11	腸内フローラと大腸疾患	本体4,800円＋税
12	腸内フローラ・宿主・細菌間の相互作用	本体4,800円＋税
13	腸内フローラと感染・免疫	本体4,800円＋税
14	腸内フローラと共生・認識	本体4,800円＋税

学会出版センター

腸内フローラシンポジウム　　　　　　　　　　　　〈伊藤喜久治編〉A5判

15	腸内フローラとクロストーク	本体4,800円＋税

――学会出版センター

〈伊藤喜久治編〉A4変形判

16	腸内フローラと消化管バリアシステム	本体4,800円＋税

――スタイルノート

〈伊藤喜久治編〉A4変形判

17	腸内フローラと機能性消化管障害	本体4,800円＋税
18	腸内フローラとメタボリックシンドローム	本体4,800円＋税
19	腸内フローラとこどもの健康	本体4,800円＋税
20	腸内フローラとプロバイオティクス研究の新展開	本体4,800円＋税

――医　薬　出　版

腸内フローラシンポジウム　　　　　　　　　　　　〈神谷　茂編〉A4変形判 継続刊行

21	腸内フローラとエコロジー　－食事・栄養・環境因子－	本体4,800円＋税
22	腸内フローラと加齢	本体4,800円＋税
23	腸内フローラと難病・自己免疫疾患	本体4,800円＋税
24	腸内フローラのダイナミズム　－代謝産物の生理と病態－	本体4,800円＋税
25	腸内フローラとメンタルヘルス	本体4,800円＋税
26	腸内フローラの形成と疾患　－食・栄養・くすりがどのように関わるのか？－	本体4,800円＋税
27	腸内フローラとディスバイオーシス（バランス失調）	本体4,800円＋税
28	腸内フローラと健康長寿	本体4,800円＋税
29	腸内フローラと炎症　－共生微生物との関わり合い－	本体4,800円＋税
30	腸内フローラと発がん・生活習慣病	本体4,800円＋税
31	腸内フローラと感染症制御	本体5,520円＋税

――医　薬　出　版

公益財団法人　ヤクルト・バイオサイエンス研究財団
第31回シンポジウム運営委員会委員

委員長　神谷　　茂（杏林大学）

　　　　五十君靜信（東京農業大学）

　　　　伊藤喜久治（元東京大学）

　　　　大草　敏史（順天堂大学）

　　　　尾崎　　博（岡山理科大学）

　　　　八村　敏志（東京大学）

　　　　松本　　敏（ヤクルト本社中央研究所）

　　　　石川　文保（財団理事長）

　　　　南野　昌信（財団常務理事）